Jahrbuch für Sozialmedizin, Sozialpsychiatrie, medizinische Anthropologie und philosophische Reflexionen, Jahrgang 2

MENSCH UND GESELLSCHAFT
SCHRIFTENREIHE FÜR SOZIALMEDIZIN, SOZIALPSYCHIATRIE, MEDIZINISCHE ANTHROPOLOGIE UND PHILOSOPHISCHE REFLEXIONEN

Herausgegeben von Erwin Riefler

Band 7

PETER LANG
Frankfurt am Main · Berlin · Bern · Bruxelles · New York · Oxford · Wien

Erwin Riefler (Hrsg.)

Jahrbuch, Jahrgang 2

Teil I: Naturwissenschaftliche Beiträge

PETER LANG
Europäischer Verlag der Wissenschaften

Die Deutsche Bibliothek - CIP-Einheitsaufnahme

Riefler, Erwin (Hrsg.):

[Jahrbuch für Sozialmedizin, Sozialpsychiatrie, medizinische Anthropologie und philosophische Reflexionen .../ 01] Jahrbuch für Sozialmedizin, Sozialpsychiatrie, medizinische Anthropologie und philosophische Reflexionen .... Teil 1, Naturwissenschaftliche Beiträge. - [Jg. 1] (1997)-. - Frankfurt am Main ; Berlin ; Bern ; New York ; Paris ; Wien : Lang, 1997 (Mensch und Gesellschaft; ...)

Jg. 2. - (2003)
(Mensch und Gesellschaft ; Bd. 7)
ISBN 3-631-32255-0

Gedruckt mit Unterstützung des Bundesministeriums für Bildung, Wissenschaft und Kultur in Wien, des Amtes der Burgenländischen Landesregierung, Sektion Kultur und des Magistrats der Stadt Wien, MA 7

Abbildung auf dem Umschlag:
Manfred Elser

ISSN 0930-939X
ISBN 3-631-32255-0

www.peterlang.de

Editorial

Werte Leserinnen und Leser, geschätzte Autorinnen und Autoren,

obwohl seit dem Erscheinen der ersten Bände unserer Schriftenreihe erst ein knappes Jahr vergangen ist, erfreuen sich unsere Publikationen bereits zunehmender Beliebtheit und großer Resonanz in der Fachwelt.

Neben unserem Jahrbuch, welches jeweils in zwei Bänden herausgegeben wird, sind in unserer Schriftenreihe bereits sechs Monographien erschienen, weitere sind in Planung bzw. kurz vor ihrer Fertigstellung.

Es freut mich, daß es uns gelungen ist, auch ausländische Autoren für unsere Reihe zu gewinnen. Ich verbinde damit die Hoffnung, daß diese Tatsache zur Erhöhung des internationalen wissenschaftlichen Diskurses beiträgt.

Sir Karl POPPER hat nie den wissenschaftlichen Disput gescheut und hat uns stets ermutigt, kühne Theorien zu konstruieren, welche alleine einen Fortschritt in den Wissenschaften zu bringen vermögen. Andererseits hat er uns aber auch vor zu großer Wissenschaftgläubigkeit gewarnt und war unserem Erkenntnisvermögen gegenüber immer kritisch eingestellt.

Seine Kernfrage dabei lautete:

"Was können wir endgültig wirklich wissen?"

Für Popper gibt es kein gesichertes Wissen, für ihn war alles menschliche Erkennen stets hypothetisch. Er weist dabei darauf hin, daß die Geschichte der Wissenschaft gleichzeitig auch eine Geschichte ihrer Irrtümer sei. Einerseits warnt uns Popper vor Simplifizierungen, andererseits kritisiert er aber auch stets unnötige Verkomplizierung, vor allem beim wissenschaftlichen Sprachgebrauch.

Rudolf CARNAPs Versuch der Konstruktion einer formalisierten einheitlichen Wissenschaftssprache stand er dabei genauso skeptisch gegenüber wie anderen positivistischen Positionen des Wiener Kreises.

Als engagierter Sozialphilosoph setzte Popper sich kritisch mit dem sogenannten Historizismus auseinander, der von geschichtlichen Gesetzmäßigkeiten ausging. Er focht auch zusammen mit ALBERT den sogenannten "Positivismusstreit" in den Sozialwissenschaften aus und kritisierte die Kritische Theorie der Frankfurter Schule.

Als Herausgeber dieser Schriftenreihe sehe ich es als meine Aufgabe an, die zum Teil recht kontroversiellen Positionen einzelner Autoren dem Publikum vorzustellen und möchte unsere Leserschaft dazu ermutigen, mit den Autoren in einen regen Briefkontakt zu treten.

Ich möchte Ihnen nun die Beiträge unserer Autoren dieses Jahrbuchs vorstellen:

TEIL 1:

Gerd EICHBERGER, engagierter Sozialpsychiater und ärztlicher Direktor der Landesnervenklinik Maria Gugging, setzt sich mit dem Phänomen der Gewalt in unserer Gesellschaft anhand der totalen Institution "Psychiatrie" auseinander. Am Beispiel der Institution Psychiatrie zeigt Eichberger dabei auf, daß Gewalt nicht bloß als lineares monokausales Phänomen zu sehen ist, sondern vielmehr auf Vernetzungskausalitäten beruht.

Er stellt dem Leser zunächst verschiedene theoretische Erklärungsmodelle zur Entstehungsursache von Gewalt sowie deren Rückwirkungseffekte vor, dabei nimmt er sowohl auf individuelle als auch auf interaktionelle und strukturelle Faktoren Bezug.

Die Landesnervenklinik Maria Gugging als Institution wird dabei zum Ausgangspunkt einer kritischen Analyse struktureller Gewalt. Der Autor versucht dabei auch Wege zu einer möglichen positiven Veränderung aufzuzeigen.

Die Psychologin Despina-Maria APOSTOLIDIS stellt uns in ihrem Beitrag den Einfluß von Kommunikationsprozessen bei der Entstehung bzw. Heilung von Krankheiten vor.

Die Autorin streicht dabei die Bedeutung von Kommunikation bei Diagnose und Therapieerfolg bei indigenen medizinischen Systemen hervor. Verschiedene Gesellschaften werden aus ethnomedizinischer Sicht einer vergleichenden Analyse unterzogen, dabei wird die Rolle von suggestiven Aspekten sowohl bei der Entstehung als auch bei der Heilung von Krankheiten verdeutlicht.

Es wird uns dabei evident, daß der Mensch als soziales Gemeinwesen der Anteilnahme seiner sozialen Umgebung bedarf, damit Heilungsprozesse erfolgreich verlaufen können.

Die Wechselbeziehung von Heiler und Patient, der Zusammenhang von Ritualen, Musik, Trance, sowie der Gemeinschaft und der damit verknüpfte Heilungserfolg werden uns dabei transparent gemacht.

Ihre dabei aus psychologischer sowie aus medizinisch-anthropologischer Sicht gewonnenen Erkenntnisse könnten einer Verbesserung unserer medizinischen Pflegeansätze dienen.

Pierre SAURAULT, ein französischer Soziologe, informiert uns über die Ergebnisse einer Längsschnittstudie zu der Problematik des Suizids und Parasuizids in Frankreich.

Diese Untersuchung, welche vom Institut für Statistik und wirtschaftliche Studien durchgeführt wurde, umfaßt einen Zeitraum von neun Jahren (1980-1989). Die Ergebnisse dieser Untersuchung, welche auf umfangreiches Datenmaterial gestützt werden, zeigen uns auf, daß die Altersgruppe der 45-54-jährigen Männer ein erhöhtes Suizidrisiko aufweist. Es gibt dabei auch große berufsspezifische Unterschiede in der Suizid- respektive Parasuizidrate, so sind zum Beispiel ungelernte Arbeiter, aber auch selbständige Bauern wesentlich gefährdeter als zum Beispiel Angehörige akademischer Berufe.

Diese sozialen Charakteristika korrespondieren mit anderen schichtspezifischen Faktoren und wirken sich so auf die Suizid- und Parasuizidrate entsprechend aus.

SAURAULT unterzieht das Phänomen Suizid und seine gesellschaftlichen Interdependenzen einer Kausalanalye und zeigt uns dabei die multiple Vielschichtigkeit dieses Problems auf.

Frederique MEZZA-BELLET widmet sich aus soziologischer Sicht dem gleichen Thema mit einer anderen Akzentuierung.

Bei dieser Studie geht es um Ausmaß und Ursachen von Suizid bei der französischen Polizei.

MEZZA-BELLET untersucht strukturelle Unterschiede, umfangreiches Datenmaterial wird dabei verwendet. Dabei wird Bezug auf die Bedeutung von Streß, ökonomische Faktoren, Gesundheit, life-events wie Scheidung/Trennung, Alkoholmißbrauch etc. genommen und auch Möglichkeiten der Prävention aufgezeigt.

Unterschiede in der Suizidrate von Subpopulationen innerhalb der Exekutive werden einer Kausalanalyse unterzogen, so wird dabei die Institution der Fremdenpolizei als besonders strukturell problematisch dargestellt.

Im Ländervergleich werden in einem Exkurs auch Unterschiede zwischen den USA und Kanada bezüglich der jeweiligen Suizidraten aufgezeigt. Durch den Freitod des Suizidanten ergeben sich für Angehörige Stigmata, welche sehr problematisch sein können. Bestimmte lavierte Suizidformen wie z.B. tödliche Autounfälle etc., mögen darin begründet liegen.

MEZZA-BELLET weist in ihrer Arbeit auch auf spektakuläre Suizidfälle hin[1], welche durch bizzare Methoden oder auch durch den Bekanntheitsgrad derjenigen Personen, welche sie begingen, in die Geschichte eingegangen sind.

Die Tatsache, daß die Exekutive eine Berufsgruppe darstellt, welche ein erhöhtes Suizidrisiko aufweist, wird einer subtilen soziologischen Reflexion unterzogen, dabei werden auch Präventivfaktoren wie z.B. Familienstand extrahiert.

Abschließend wird auf die Notwendigkeit einer geänderten Gesundheitspolitk und auf die Notwendigkeit einer strukturellen Veränderung innerhalb des Polizeiapparates zur Senkung der Suizid -und Parasuizidrate hingewiesen.

---

1 [Anmerkung des Hg.: vgl. dazu auch E. Durkheims Ausführungen in "Le Suicide" zur "Dreyfus-Affäre"]

TEIL 2:

Der zweite Teil unseres Jahrbuches beginnt mit einer sozialanthropologischen Reflexion von Roland GIRTLER zum Ehrbegriff. In seinem Aufsatz "Ehre bei Vagabunden und Dirnen – Das Duell" zeigt uns der Autor in seiner sehr lebhaften Weise, daß die Ehre als ein essentielles Wesensmerkmal der Identitätsstiftung des Individuums dient. Der Mensch als ein "animal ambitiosum" setzt die Ehre als Strategie zu seiner Identitätsfindung ein und verteidigt sie manchmal auch mit seinem Leben.

In der Türkei, auf Sizilien oder Korsika gibt es heute noch die Blutrache als Sanktion auf Ehrverletzungen. In unseren Breiten war früher das Duell in bestimmten Schichten weit verbreitet.

GIRTLER führt uns in spannender Art in die Lebenswelt von Vagabunden und Dirnen ein, um dabei aufzuzeigen, daß gerade auch in diesen subkulturellen Räumen die Ehre ein große Rolle spielt. Bei Prostituierten z.B. dient sie auch als Abgrenzungsstrategie gegenüber Freiern. Der Autor zeigt in seinem funktionalistisch-qualitativen Ansatz, daß Ehre in allen gesellschaftlichen Schichten vorkommt, wenn auch mit unterschiedlicher Wertwelt. Der Autor nimmt dabei auch ausführlich Bezug auf Max WEBER.

Wolfgang CERNOCHs Arbeit "Die Theorie der Theorien als Grundlegung einer Methodologie der Erkenntnislogik" beginnt mit einer Reflexion über wissenschaftstheoretische Notwendigkeiten. Im logischen Diskurs nimmt er Bezug auf die Kontroverse von STEGMÜLLER mit POPPER, streicht dabei deren unterschiedliche Positionen (Korrespondenztheorie vs. Kritischer Rationalismus) hervor. Der Autor nimmt Popper kritisch unter die Lupe, um uns anschließend logische Positionen plausibel zu machen. Er stellt uns auch die logische Form der Naturgesetze vor, wobei er sich unter anderm auf Franz BRETANO und den von ihm vertretenen Syllogismus bezieht. Cernochs Überlegungen zu Voraussetzungen von wissenschaftlichen Sätzen im Unterschied zu metaphysischen enden mit einer kritischen Analyse von metaphysischen Sätzen, wobei er auch die Möglichkeit von qualitativen Sätzen mitdiskutiert.

Brigitte SOBs Beitrag setzt sich mit dem universalistischen Ansatz von Immanuel KANTS Moraltheorie auseinander. In einem Exkurs wird die Krise der modernen Lebenswelt in Bezug zu Friedrich NIETZSCHES Nihilismusbegriff gebracht, dabei nimmt sie auch Bezug auf Jean-Marie GUEHENNES Thesen vom Ende der Demokratie und des institutionellen Zeitalters.

Kritisch zeigt uns die Autorin in recht anschaulicher Weise, daß mit der fortschreitenden Globalisierung und der damit verbundenen rasanten Zunahme der Komplexität sich auch gesellschaftlichen Konflikte verschärfen.

Soziale Exklusion von breiten Bevölkerungsgruppen bedeutet auch gleichzeitig eine entsprechende Zunahme politischer Radikalisierung. Dieses Phänomen führt unter anderem auch zu einem "Kampf der Kulturen".

Die Autorin geht dabei von völkerrechtlichen und menschenrechtlichen Überlegungen aus und zeigt uns dabei Widersprüchlichkeiten und konkurrierende Faktoren auf. So gibt es zum Beispiel das Interventionsverbot staatlicher Souveränität im Völkerrecht; im Gegensatz dazu wird die Würde der Person als menschenrechtliches Prädikat angesehen. Die Überlegungen von Brigitte Sob, welche auch ein mögliches Szenarium zu Europas Zukunft mitbeinhalten, schließen mit einer Darlegung von Karl Poppers Theorie des Liberalismus.

Vincent WOCHINZ Beitrag beginnt mit einer Deutung zu ROUSSEAUS Gesellschaftskritik und dessen Verhältnis zu Realität und Fiktion.

Die Abhandlung über die Wissenschaften und Künste setzt sich mit Rousseaus philosophischer Geburtsstunde, dessen Motiven und Analysen und seinem sokratischen Kampf auseinander. Diesen im ersten Diskurs vorangegangenen Überlegungen wird anschließend eine Geschichte der Zivilisation[2] mit Reflexionen über Ursachen und Auswirkungen von sozialen Ungleichheiten gewidmet.

Dabei wird als Ausgangspunkt der Naturzustand des Menschen auf der Suche nach dessen ursprünglichem Wesensmerkmal angenommen und auf den Einfluß von Zivilisation als "Akt wider die Natur" Bezug genommen.

Die Emotionalisierung und gleichzeitige Affektverarmung des modernen Menschen in einer sich im beschleunigten Wertewandel befindenden Gesellschaft, in welcher sich das Individuum in einer ständigen Identitätskrise befindet, wird auf überzeitliche ideelle Werte hin, wie z.B. den der Freiheit als "amour de soi" und "amour-propre" in Rousseaus beiden Werken reflektiert. Der Autor stellt dabei eine Verbindung zu Rousseaus früher Gesellschaftskritik und seinen späteren Abhandlungen über die Ungleichheit her und macht uns dabei auch die widersprüchliche Person Rousseaus verständlich. Als besonders wertvoll streicht der Autor dabei dessen zeitlose Grundsätze hervor.

An dieser Stelle möchte ich allen Personen und Institutionen meinen persönlichen Dank aussprechen, welche ideell und/oder materiell dazu beigetragen haben, daß diese Manuskripte veröffentlicht werden konnten.

Für unsere Autorinnen und Autoren hoffe ich, daß ihre Beiträge auf gleich reges Interesse stoßen, wie in den vorangegangenen Bänden. Unsere Leser können mit unseren Publizierenden korrespondieren, der Verlag wird gerne Briefe an die Autoren oder auch an mich weiterleiten.

---

2 [Anmerkung des Herausgebers: Vergleiche hiezu auch Norbert ELIAS "Theorie einer Zivilisation"]

Falls Leser selbst in unserer Reihe publizieren wollen, so können diese mir gerne ihre Manuskripte unverbindl. zur Ansicht senden. Publikationen sind sowohl als Beiträge zum Jahrbuch als auch als Monographien prinzipiell möglich.

Abschließend möchte ich unseren Lesern und unseren Autoren einen fruchtbaren Dialog wünschen.

Der Herausgeber

Inhaltsverzeichnis

Jahrbuch, Jahrgang 2, Teil I

Gerd Eichberger
Gewalt in der Psychiatrie 13

Despina Hojjat-Apostolidis
Heilungsprozesse als Kommunikationsprozesse. Die Bedeutung von Kommunikation in Krankheitsursache, Diagnose und Heilung indigener medizinischer Systeme. 55

Pierre Surault
Socio-economic differentials in suicide in France: a causal analysis 97

Frédérique Mezza-Bellet
Le suicide dans la police nationale. De la notion de groupe à risque à la mise en œuvre d'une politique de prévention 109

Jahrbuch, Jahrgang 2, Teil II

Roland Girtler
Zum Ehrbegriff des "animal ambitiosum" 7

Wolfgang Cernoch
Die Theorie der Theorien als Grundlegung der Methodologie der Erkenntnislogik bei Karl Raimund Popper 17

Brigitte Sob
Moral in einer globalen Gesellschaft. Immanuel Kant und Karl Popper versus Kampf der Kulturen? 85

Vincent Wochinz
Rousseaus frühe Gesellschaftskritik – ein Versuch einer Deutung 105

Gewalt in der Psychiatrie

Gerd Eichberger

Inhaltsverzeichnis

1.	Einleitung	13
2.	Gewalt in der Psychiatrie	16
2.1	Literaturüberblick	16
2.2	Hypothesen zur Entstehung von Gewalt in der Psychiatrie	26
3.	Möglichkeiten der Einflußnahme	36
3.1	Im individuellen Bereich	36
3.2	Im interaktionellen Bereich	38
3.3	Im strukturellen Bereich	39
3.4	Im gesellschaftlichen Bereich – Berichterstattung in den Medien	41
4.	Die Beeinflußung der Häufigkeit von Gewalttaten innerhalb des stationären psychiatrischen Bereichs durch strukturelle Maßnahmen	44
4.1	Erhebung von Gewalt an der LNKL Gugging – Methodik	44
4.2	Resultate	45
4.3	Diskussion	48
5.	Zusammenfassung	50
6.	Literatur:	51

1. Einleitung

Die Gewaltproblematik setzt unsere Gesellschaft unter Druck.

Es ist keine Kleinigkeit, wenn in einer amerikanischen Schule eine Gruppe von Schülern die Liquidation ihrer Mitschüler planmäßig vorbereitet. Es ist keine Kleinigkeit, wenn – etwa 60 Jahre nach Hitler – serbische Truppen eine Region „ethnisch" säubern. Es ist keine Kleinigkeit, wenn frustrierte Schüler ihre Lehrerinnen erschießen. Und es ist keine Kleinigkeit, wenn Angehörige helfender Berufe mit subtiler Technik die ihnen Anvertrauten durch Medikamente und spezifische „Pflegetechniken" ermorden, ja wenn sogar Pflegepersonal in Altersabteilungen (Wien-Lainz) für eine Reduktion des „Patientengutes" sorgt.

Dazu stellte Steinert (53) bereits 1995 fest, daß „Gewalt an Unterhaltungswert" gewinnt. Nicht nur im Film; auch in psychoanalytischen Journalen finden sich Artikel wie „Geil auf Gewalt“ – und H.E.Richter nennt eines seiner vielen Bücher „Die Epidemie der Gewalt“.(40)

In einem Abend-Journal des Österreichischen Rundfunks wird festgestellt, daß in den USA ein Viertel aller Gewalttaten durch Jugendliche geschehe. Besonders beliebt sei das „drive-by-shooting“, der Bandenkrieg mit Schußwaffen aus dem fahrenden Auto heraus. Gewalt sei ein „Nationales Thema Nr. 1“; Polizisten würden die Wiedereinführung der Todesstrafe fordern, sowie öffentliche Hinrichtungen. Als mögliche Ursachen werden diskutiert: Die „happy violence“ in den verschiedenen Zeichentrickfilmen, die „high-tech-Gewalt“ – wie sie in den „Terminator-Filmen“ zum Ausdruck kommt. Und bei Serientätern und Massenmördern wird ein Ansteigen dieser Delikte in exponentiellem Ausmaß beobachtet (10)(Elliot, 1988).

Die Gewalt droht in Amerika auf einer hohen Stufe endemisch zu werden (34) (JAMA, Editorial, 1997). Gewalt sei die zweithäufigste Todesursache für Amerikaner in der Altersgruppe von 15 bis 24 Jahren. Das Durchschnittsalter von Tätern und Opfern wurde in den letzten Jahren immer niedriger. Die Gewalt zwischen Jugendlichen hänge eng zusammen mit dem Problem des Kindesmißbrauchs, der Vernachlässigung, dem Substanzmißbrauch, Selbstmord und Gewalt gegen Frauen. Da die Forschung die Annahme untermauert, daß Gewalt von einer Generation auf die andere weitergegeben wird, und daß aus aggressiven Kindern somit gewalttätige Jugendliche werden, wäre zu befürchten, daß die Amerikanische Gesellschaft in der nahen Zukunft einen hohen Preis zu zahlen haben werde.

Was macht unsere Gesellschaft so gewalttätig? Und – im Besonderen – was läßt die Psychiatrie – als Spiegelbild der Gesellschaft – als besonders gewalttätig erscheinen?

Bereits 1968 bezeichnete Basaglia die psychiatrische Anstalt als „Institution der Gewalt“(3). Er ging allerdings von der Verwahrpsychiatrie der 60er Jahre in Italien aus, deren Verhältnisse sich nun – im ausklingenden 2.Jahrtausend – in Österreich nicht mehr finden. Darüber hinaus wurde mit diesem Zitat die helfende Funktion der Psychiatrie völlig außer Acht gelassen.

Dennoch – die Psychiatrie ist die einzige medizinische Disziplin, bei welcher das Personal in bestimmten Fällen die Möglichkeit hat, mit Billigung der Gesellschaft Freiheitsrechte einzuschränken und somit Gewalt gegen den Patienten auszuüben.

Es ist diese Doppelfunktion der Psychiatrie, wohl einerseits auf der Seite des Patienten zu stehen und ihm zu helfen, andererseits aber die Interessen der Gesellschaft wahrnehmen zu müssen und diese gegen destruktive Aktionen des Patienten schützen zu müssen. Es gibt keine andere medizinische Disziplin, deren therapeutische Aktivitäten sich so sehr im Spannungsfeld zwischen Kontrolle und Therapeutik bewegen. Wobei Forster und Pelikan diese Problematik für die institutionalisierte Medizin im Allgemeinen verwirklicht sehen – für die Psychiatrie aber mit ihrem „Doppelcharakter von Repression und Versorgung" auch noch speziell.(20)

„Verleugnet man allerdings die helfende Funktion, kritisiert man die Psychiatrie folgerichtig als Institution der Gewalt (s.o.), verleugnet man die zweite, die Ordnungsfunktion, verklärt man die psychiatrischen Einrichtungen ebenso folgerichtig wie falsch zu "Krankenhäusern wie alle anderen auch". Wird die helfende Funktion vernachlässigt, so wird die Psychiatrie tatsächlich zu einer reinen Institution der Gewalt, zu einem Ort der Verwahrung.(18)(Finzen, 1990)

Ruckstuhl (50) (1988) führt die negativen Auswirkungen des Paktes zwischen Staat und Psychiatrie darauf zurück, daß "in den höheren Etagen so wenig Psychiater mit Zivilcourage anzutreffen sind, Menschen, die sich dem staatlichen Versorgungsauftrag nicht restlos unterwerfen, die risikofreudig bleiben, die jeden Spielraum nutzen und bestimmte Dunkelseiten des Auftrags klar an die Gesellschaft zurückweisen, und so die Komplizenschaft mit dem Auftraggeber partiell aufkündigen."

Wegen der großen Übereinstimmung mit den Ansichten von Finzen in diesem Punkt möchte ich ihn hier ausführlich zitieren: „..auch die übrige Medizin ist nicht generell gewaltfrei. Stahl und Strahl, Laser und Zytostatika, invasive Verfahren in der Diagnostik, und nicht zuletzt der Elektroschock als selbstverständliche Interventionsmethode beim Herzkammerflimmern sprechen ihre eigene Sprache. ... Die Chirurgen ... fühlen sich an die Seite von Raufbolden und Messerstechern gestellt. Sie empfinden, daß ihre Motive ihrem Handeln eine andere Qualität verleihen müßten...

Was die übrige Medizin von der Psychiatrie unterscheidet, ist die Tatsache, daß sie in aller Regel auf die aufgeklärte Zustimmung ihrer Patienten zurückgreifen kann, und zwar in solchem Maße, daß ihre blutigen und unblutigen Eingriffe in Körper und Psyche erst durch Reflexion als Gewalt identifiziert werden können.

Wichtiger noch scheint zu sein, daß die traditionelle Vorstellung, ein guter Arzt zu sein, bedeute, auch ein guter Mensch zu sein, die erst im letzten Jahrzehnt ein wenig abgebröckelt ist, den Psychiater offenbar nie eingeschlossen hat. (Hervorhebung durch den Autor!)

Das Bild des Psychiaters ist allzuoft das eines manifesten oder wenigstens latenten Sadisten, der alles Mißtrauen verdient hat. Der konstruierte Gegensatz zwischen gewalttätiger Psychiatrie und emanzipatorischer Psychotherapie mag zur Verfestigung dieses Bildes beitragen. Auf dem Wege der Abspaltung werden die guten Anteile im psychiatrisch tätigen Arzt alleine dem Psychotherapeuten zugewiesen.

„Psychiatrie wird dadurch in mancher Hinsicht zu einer Gratwanderung zwischen Freiheitsberaubung und unterlassener Hilfeleistung. Die Formen der Gewalt... sind vielfältig: Sie beginnen mit der Einweisung des Kranken gegen seinen Willen, setzen sich fort mit der Behandlung unter Zwang, der Notwendigkeit, ihn zu fixieren. Es zählt zu unseren Aufgaben, den Suizid von Patienten zu vermeiden, denen das Leben wegen ihrer Krankheit unerträglich erscheint.

Gewalt gehört zur Psychiatrie, weil Gewalttätigkeit zu einer Möglichkeit menschlichen Handelns gehört. Sie gehört zum Gesunden wie zum Kranken, aber nicht mehr zum Kranken als zum Gesunden – allenfalls anders. Deshalb ist es notwendig, daß wir uns damit auseinandersetzen. Aber die geballte Konfrontation mit den Möglichkeiten und Aspekten von Gewalt in der Psychiatrie könnte diejenigen bestärken, die da glauben, Gewalt – insbesondere Gewalt gegenüber dem Kranken, gehöre zum Wesen psychiatrischer Hilfe.

Uns geht es nicht anders als Angehörigen, die in einer sich zuspitzenden psychiatrischen Krise in der Familie irgendwann für sich die Entscheidung treffen müssen, gegen den Willen – aber im Interesse – des Patienten zu handeln und sei es unter Anwendung von Gewalt. Das Dilemma ist unausweichlich. Ihre Anwendung kann brutal sein, der Verzicht auf sie dennoch nicht unmenschlich" (18) (Finzen, 1990)

Die Absicht des Autors ist es, in diesem Beitrag auf einige Besonderheiten der Gewaltproblematik hinzuweisen. Keineswegs kann in diesem Buchbeitrag auf alle, in der jüngsten Literatur (Herbst 1999) bereits reichlich vertretenen Aspekte eingegangen werden.

2 Gewalt in der Psychiatrie

2.1 Literaturüberblick

In der deutschsprachigen Literatur ist Tilman Steinert einer der Autoren, dessen Publikationen hier immer wieder zitiert werden: er hat sich im letzten Jahrzehnt umfassend und wissenschaftlich gründlich mit dem Phänomen der Aggression von psychisch Kranken auseinandergesetzt. Er widerspricht in vielen Studien auch der, von Vertretern der etablierten Psychiatrie hierzulande immer wieder vorgetragenen Verharmlosungstendenz der „Gewalttaten Geistesgestörter", wie jene berühmte Studie von Böker und Häfner heißt, welche im deutschsprachigen Raum immer zitiert wird, wenn es um die Problematik von Aggression und psychischer Krankheit geht.

Daneben finden sich Publikationen, denen doch auch eine bestimmte Tendenz anzumerken ist, besonders deutlich z.B. im Vorwort zu den „Sozialpsychiatrischen Informationen“ (52), welche sich in der Ausgabe 4/90 dem Themenschwerpunkt „Gewalt in der Psychiatrie“ widmeten:

„wir versuchen, mit diesem Heft der Erfahrung Rechnung zu tragen, daß Gewalt in der Psychiatrie gelegentlich durch „verrückte“, geängstigte, aggressiv-erregte Kranke ausgeübt wird, aber in erster Linie, weil alltäglich und systematisch, die Gewalt durch uns wohlmeinende Therapeuten den Patienten angetan wird.“

Es ist dies ein ganz typisches Zitat zur Problematik, welches nach Ansicht des Autors (Psychoanalytiker und Krankenhauspsychiater) ganz den depressiven Gegenübertragungsmustern einzelner Therapeuten entspricht, am besten wie folgt formulierbar wäre: „gäbe es nur uns Therapeuten nicht in unserer überfürsorglichen Haltung – die Patienten wären überhaupt nicht aggressiv...“

Eine Logik, welche sich auch in der Bevölkerung immer wieder findet und von der Politik mit Begeisterung aufgenommen wird – und welche unausweichlich in den Schluß mündet, daß psychiatrische Krankheiten nicht existierten, gäbe es nicht die Psychiater.

Was doch auch wieder auf das Fehlen präziser Studien zum Thema hinweist, wie es schon Fritz 1991 (23) in einer Untersuchung zur Fixierungshäufigkeit in einem psychiatrischen Krankenhaus formulierte, nämlich, daß „...Publikationen zum Thema Gewalt in der Psychiatrie selten sind, gemessen daran, wie groß das Problem in der täglichen Praxis ist!“

Ein Grund dafür könnte sein, daß man in der deutschsprachigen psychiatrischen Literatur zu diesem Thema auf Grund der furchtbaren Vergangenheit doch nicht ideologiefrei Stellung nehmen kann.

Die angloamerikanische Haltung eines nüchternen und pragmatischen Betrachtens der Problematik liefert da schon viel umfangreichere Untersuchungen. Aus der Fülle der Publikationen der letzten Jahre seien nur einige besondere hervorgehoben:

So wagen sich Flannery et al.(19) im Psychiatric Quaterly 1998 an die – z.B. in Östereich durchaus verpönte Frage, ob „bestimmte Formen psychischer Störungen mit Gewalt einhergingen“. Und Sandberg et al.(51) diskutieren 1998 die Problematik, ob es gelingen könne, eine Subpopulation von psychisch Kranken zu identifizieren, bei denen das Risiko von Gewalttaten höher wäre als bei anderen Patienten. Wobei sie als eine solche Gruppe Patienten mit Persönlichkeitsstörungen identifizieren.

Auch Studien zur Voraussagefähigkeit von gewalttätigen Aktionen finden sich in der angloamerikanischen Literatur wesentlich häufiger, so z.B. bei Klassen und O`Connor (36) 1988, welche die Voraussagemöglichkeit von destruktiven Aktionen mit 59% erheben, andererseits die Sicherheit, nicht gewalttätige Patienten zu identifizieren, mit 94% angeben.

Janovsky und Mitarbeiter stellten 1988 (33) fest, daß Ärzte wenig Sicherheit in der Voraussage aggressiver und suicidaler Gewalttätigkeit hatten, drohendes Verhalten andererseits ganz gut vorhersehen konnten.

Ferris und Mitarbeiter gaben 1997 (17) einen großen Überblick über die Literatur zur Möglichkeit, akute Gewalthandlungen voraussehen zu können und stellten vor allem eine Liste von Diagnosen nach DSM auf, welche mit einem erhöhten Risiko zu Gewalt verbunden war. Auch betonten sie, wie wichtig die Fähigkeit zur Risikoeinschätzung für Ärzte sein müsse und daß man dem Problem mit einer präzisen Dokumentation näher kommen müsse.

Und in einer ganz aktuellen Publikation aus dem JAMA stellt Lamberg, 1998 (40) die Kernfrage: „...begehen psychisch Kranke häufiger Verbrechen als der Rest der Population?" – worauf 1998 Sprecher beim alljährlichen Meeting der American Psychiatric Association (APA) nach strengen Studien die Antwort gaben:

In der Tat, psychische Störungen und gewalttätige Delikte sind eng miteinander verbunden. (Hervorhebung durch den Autor). Es sollte aber festgehalten werden, fuhren sie fort, daß es genügend Hinweise darauf gibt, daß angemessene Behandlung die Wahrscheinlichkeit von gewalttätigem Verhalten substantiell reduzieren kann.

2.1.1 Frühere Hypothesen – die sogenannten „Klassiker"

Böker und Häfner (5) konnten in ihrer berühmten, allseits zitierten Studie feststellen, daß „Lebensbedrohliche Gewalttaten Geisteskranker in den Jahren 1955 bis 1964" nicht mehr als in der Durchschnittsbevölkerung vorkommen"..

In einer retrospektiven Studie wurden alle lebensbedrohlichen Gewalttaten Geistesgestörter in der damaligen Bundesrepublik Deutschland in einem Zeitraum von 10 Jahren (1955-1964) untersucht. Es wurden allerdings bestimmte Diagnosegruppen ausgewählt: Gewalttäter mit der Diagnose einer endogenen oder exogenen Psychose, mit schweren hirnorganischen Veränderungen oder Epilepsie bzw mit geistiger Behinderung. Bei 553 so ermittelten Tätern wurden Sozialfaktoren und tatspezifische Daten erhoben. Die Ergebnisse wurden von den Autoren einerseits mit der strafmündigen Bevölkerung der BRD als auch mit einer Vergleichsgruppe von verurteilten gesunden Gewalttätern aus dem gleichen Zeitraum verglichen.

Die Geschlechtsverteilung der Tätergruppe entsprach der bei gesunden Gewalttätern. Die Hälfte der Täter war zwischen 21 und 40 Jahre alt. Daraus folgerten die Autoren, daß nicht so sehr das Vorliegen einer psychischen Krankheit bei schweren Gewalttaten Voraussagen möglich macht, sondern eher Geschlecht und Alter das Risiko dafür bestimmen.

Da die oben angeführten Diagnosegruppen in der strafmündigen Bevölkerung etwa zu 3-4% vertreten waren und der Anteil geistesgestörter Täter an der Gesamtheit aller Gewalttaten im untersuchten Zeitraum 3% betragen hatte, konnte gefolgert werden, daß „Gewalttaten Geistesgestörter nicht häufiger vorkommen, als es der Verteilung der psychisch Kranken in der gesamten Bevölkerung entspricht“ (nach Steinert, 1995).

Die verallgemeinernde Aussage, daß psychisch Kranke besonders gefährlich seien, wurde somit als unhaltbar deklariert.

Allerdings läßt sich aus dem genaueren Diagnosevergleich von psychisch kranker und gesunder Tätergruppe ablesen, daß unter den Tätern die Diagnose Schizophrenie überwiegt. Diese sollten ein um den Faktor 5 höheres Risiko haben, eine Gewalttat zu begehen.

Noch deutlicher wurden diese Ergebnisse in der Verlaufsstudie von Huber (29) et al.(1979), welche in ihrer Verlaufsstudie der Schizophrenie gefährliche aggressive Akte bei 3,1% der Männer und 5,7% der Frauen, in 2 Fällen mit Todesfolge, fanden. Dies entspricht einem etwa 100fach höheren als dem von Böker prädizierten Gewalttatenrisiko.(!)

Es sind dies Ergebnisse von klassischen Studien, welche von einzelnen Repräsentanten der etablierten Psychiatrie und vielen Therapeuten geradezu geflissentlich übergangen werden.

Diese Haltung wird damit gerechtfertigt, daß man – gäbe man die Detailergebnisse der Bökerstudie den Medien gegenüber zu – somit das Stigma für Schizophrene erhöhen würde, und folgerichtig auch deren soziale Eingliederung erschweren würde. Sicher ein vertretenswerter Standpunkt – dennoch: die sozialpsychiatrische Erfahrung des Autors mit Patienten und deren Angehörigen sowie der „Normalbevölkerung“ zeigt, daß man diese letztlich nicht über das Risiko einzelner Diagnosegruppen im Unklaren lassen sollte: betroffene Angehörige erfahren die Fakten letztlich am eigenen Leib selbst...

Böker und Mitarbeiter (1993) (4) unterstützen meine Ansichten hier durchaus:

„Sicher ist niemandem damit gedient, wenn die Schizophrenie erneut mit dem Odium der Gefährlichkeit versehen wird. Den betreffenden Kranken und deren Angehörigen kann letztlich aber nur dann geholfen werden, wenn mit den von der Krankheit ausgehenden Gefährdungen realistisch umgegangen wird; nur dann können die Entstehungsbedingungen ermittelt und Vorbeugungsmaßnahmen erarbeitet werden“

Die Ansichten über Opfer und Täter haben sich naturgemäß im Laufe der Jahre gewandelt: So wurde in der Psychiatrie Gewalt noch vor Jahren hauptsächlich bestimmten Personen und Diagnosegruppen zugeordnet, wie jungen männlichen

Schizophrenen, akut und chronisch Hirnkranken, sowie vor der Einweisung gewalttätigen Patienten (Ernst, 1988) (20).

Eben dieser Klassiker der Literatur über die Anstaltspsychiatrie, Ernst, hatte bereits 1981 formuliert (15) (das folgende lange Zitat wird wegen der auch heute noch gültigen Formulierungen gebracht) :

„Gewalttätigkeiten brechen nur in der Minderzahl der Fälle plötzlich, unvorhersehbar und aus heiterem Himmel hervor. Deshalb läßt sich die Behauptung nachträglich fast nie wiederlegen, daß sich der Vorfall durch geduldigeres und geschickteres Vorgehen des Personals hätte vermeiden lassen.

Diese Behauptung wird fast immer von den jüngeren oder intellektuelleren unter den Mitarbeitern ausgesprochen oder gedacht. (Hervorhebung durch den Autor)

Ärzte stoßen aber mit dieser Auffassung bei den pflegerischen Teammitgliedern auf wenig Zustimmung, weil sie infolge ihrer geringen Präsenzzeit auf der Station seltener in entsprechende Konfliktsituationen kommen und folglich weniger Gelegenheit haben, zu beweisen, daß sie es besser können.

Man darf drohenden Tätlichkeiten von Seiten störender Patienten nicht einfach in der Weise Toleranz entgegenbringen, daß man wegschaut und verbal belästigte oder angegriffene Mitpatienten in Stich läßt. Die Hauptaufgabe der Oberschwester, des Abteilungs- oder des Chefarztes angesichts von Tätlichkeiten beschränkt sich nun allerdings nicht darauf, nach Abklärung eines etwaigen Pflegefehlers zur Tagesordnung überzugehen. Vielmehr ist auch ärztlicherseits jeder Fall von Tätlichkeiten mit dem Patienten und den beteiligten Mitpatienten und Mitarbeitern so weit wie möglich zu rekonstruieren , äußerlich wie in den Motiven.

Ärztliches Schweigen gegenüber einem gewalttätigen Patienten und achtloses Behandeln eines geschlagenen Pflegers, auch wo dieser die Sache mit Humor zu nehmen scheint, schaden der Stationsatmosphäre; Patienten und Team müssen so zu der Auffassung kommen, Schlägereien gehörten dazu. Die verletzten Gefühle eines angegriffenen Mitarbeiters werden bei anderen Gelegenheiten seine Arbeitsqualität beeinträchtigen.

Auch heute noch kommt es vor, daß die Angst vor einzelnen gewalttätigen Kranken Patienten und Personal ganzer Abteilungen tyrannisiert, besonders dann, wenn dem Signal der einzelnen Tätlichkeit von ärztlicher Seite keine volle therapeutische Aufmerksamkeit geschenkt wird. In der Zürcher Klinik meldete das Pflegepersonal während eines Jahres schriftlich 148 Tätlichkeiten von 70 Patienten, wobei Frauen mehr, Männer schwerere Verletzungen verursachten! Ging man nicht von den laufenden, schriftlich gemeldeten, sondern von den auf gezielte Befragung aller 253 ärztlichen und pflegerischen Mitarbeiter retrospektiv erinnerten Zwischenfällen aus, so erhöht sich deren Zahl um das 5- bis 6-fache – aber nur für die leichteren Fälle."

2.1.2 Resultate neuerer Untersuchungen

Steinert (54) weist darauf hin, daß in früheren – retrospektiven Untersuchungen – öfter das Ergebnis gebracht wurde, **das Pflegepersonal** wäre das hauptsächliche **Ziel** gewalttätiger Aktionen von psychiatrischen Patienten.

Heute wird allerdings vermutet, daß dies ein methodisches Artefakt sei – neuere Untersuchungen mit Hilfe von teilnehmenden Psychologen zeigten, daß Ärzte durchaus im selben Ausmaß, wenn nicht sogar mehr Schwierigkeiten mit den PatientInnen hatten.

Von den äußerst interessanten **Einzelergebnissen** dieser Untersuchung seien hervorgehoben:

Weibliche Therapeuten berichteten über eine seltenere Exposition gegenüber Aggressionen als ihre männlichen Kollegen; ein Unterschied, welcher sich allerdings reduzierte, wenn die Berufserfahrung als der wesentliche Parameter angenommen wurde.

Auffällig war ferner der hohe Anteil von Suchtkranken bei den beteiligten Patienten, welche nach Patienten mit einer schizophrenen Psychose an zweiter Stelle standen. Zusätzlich lag bei den Patienten mit einer Abhängigkeitserkrankung noch eine Persönlichkeitsstörung vor.

Die **überwiegende Zahl aggressiver „Delikte"** fand im **„öffentlichen Raum"** statt – nur weniger als jede siebente Aggressionshandlung erfolgte im Zimmer des Therapeuten.

Wenn Ärzte betroffen waren, dann waren sie häufig nicht in ihrer therapeutischen Funktion, sondern als Vertreter der Institution – z.B. als diensthabender Arzt betroffen.

Zur Frage der **diagnostischen Zugehörigkeiten** publizierten Faust, Steinert und Scharfetter 1998 (16) folgende Reihenfolge, welche das besonders häufige Auftreten von Gewalt bei bestimmten Patientengruppen wiedergeben sollte:

„An erster Stelle stehen **Menschen mit Alkohol- , Rauschdrogen-** und Medikamentenmißbrauch bzw. -abhängigkeit sowie mit einer Persönlichkeitsstörung, vor allem der schon danach benannten dissozialen Persönlichkeitsstörung.

Im weiteren gliedern sich in diese Gruppe die Schizophrenie-Erkrankten ein, die ebenfalls häufiger betroffen sind als die Durchschnittsbevölkerung (Männer mehr als Frauen). Sehr unterschiedlich werden dagegen die Gewalttaten geistig Behinderter eingestuft und noch kontroverser diejenigen von Depressiven, die wohl zumeist als erweiterter Suicid drohen."

In einer anderen Arbeit untersuchte Steinert 1998 (55) das Problem der **Gewalttätigkeit schizophrener Menschen**, welches in Deutschland durch die Attentate auf prominenten Politiker (Oskar Lafontaine und Wolfgang Schäuble, 1990) einen besonderen Stellenwert erlangt hatte.

Bereits in der oben zitierten Studie von Böker und Häfner wurde ja das Risiko von Gewalttaten schizophrener Menschen, welche 53,4% des von den beiden Forschern untersuchten Kollektivs ausmachten, als um den Faktor 5 gegenüber dem Durchschnitt erhöht angegeben.

Eine skandinavische Untersuchung brachte das erstaunliche Ergebnis (Lindquist und Allebeck, 1990)(41), daß bei schizophrenen Frauen die kumulative Kriminalitätsrate gegenüber der von schizophrenen Männern um das Doppelte erhöht war; bei beiden Geschlechtern war sie viermal höher als bei der Allgemeinbevölkerung.

Steinert schließt zusammenfassend, daß „eine deutlich erhöhte Disposition schizophren Erkrankter zu schweren, d.h. forensisch relevanten Gewalttaten als sehr gut gesicherter Befund gelten kann. Aggressive Handlungen leichteren Grades werden vorwiegend während psychiatrischer Krankenhausbehandlung systematisch beobachtet."

Angaben über die Häufigkeit aggressiver Handlungen in psychiatrischen Kliniken sollen insgesamt im Lauf der Jahre eine deutlich steigende Tendenz erkennen lassen. Allerdings wird auch einschränkend – wie schon seinerzeit durch Ernst (Zürich) – festgehalten, daß die Dunkelziffer nicht berichteter aggressiver Vorfälle bei retrospektiver Datenerhebung hoch sei und die tatsächlich referierten möglicherweise um den Faktor 5 übersteige.

In einer 1-Jahres Beobachtung an 4 psychiatrischen Kliniken in Deutschland konnten Steinert und Mitarbeiter 1991(56)feststellen, daß die Inzidenz aggressiver Handlungen unter stationär psychiatrisch behandelten Patienten 0,00024 je Patient und Behandlungstag betrug. Bezogen auf die Fallzahlen ergab sich eine Inzidenz von 0,019, dh., bei ca 2% aller aufgenommenen Patienten kam es zu aggressiven Ereignissen.

Dies stimmte auch gut mit einer amerikanischen Studie überein:

Aiken-G.J.M. (1984) (1): In einer geschlossenen Psychiatrischen Abteilung mit 17 Betten kam es in 6 Monaten zu 41 Zwischenfällen, davon in 6 Fällen mit schweren Verletzungen.

Zum Thema der häufigen Auftretens von Fremdaggression und Autoaggression konnten Steinert und Wolfersdorf 1993 (57) feststellen: „Besonders für impulsive Handlungen finden sich Parallelen in den konstituierenden Bedingungen beider Phänomene. Außerhalb dieses Bereichs handelt es sich eher um sehr differente Handlungen bzw. psychiatrische Symptome mit unterschiedlichen persönlichkeits- krankheits- und situationsspezifischen Bedingungen.

Die wohl gründlichste und methodisch beste Untersuchung zur Frage der **Assoziation von psychischer Krankheit und Kriminalität** wurde schließlich von Hodgins publiziert (1992) (28). Bei der Untersuchungspopulation handelte es sich um eine schwedische Geburtenkohorte mit einem follow-up bis zum 30. Lebensjahr.

Bei Männern mit „Major mental disorders" fand sich eine um den Faktor 2,5 erhöhte Wahrscheinlichkeit für Kriminalität sowie eine um den Faktor 4 erhöhte Wahrscheinlichkeit für Gewalttätigkeit. Bei Frauen waren die entsprechenden Werte jeweils 5 und 27 !!!

In einem Epidemiological-Catchment-Area-Projekt (Swanson 1990) (29) in den USA wurden 10059 Personen befragt. Gegenüber der Normalbevölkerung ohne „Major mental disorders" hatten schizophrene Männer und Frauen eine etwa 4-fach erhöhte Rate selbstberichteter Gewalttätigkeit in der Vorgeschichte; bei gleichzeitigem Substanzmißbrauch verdoppelte sich die Rate noch einmal. Männer wiesen etwa 50% höhere Raten auf als Frauen! Besonders auffällig war die hohe Rate (25-30%) von Personen mit Alkoholabusus, welche über gewalttätige Aktionen berichtete.

Schließlich ergab eine 1996 durchgeführte Untersuchung in Finnland (14) über 1423 Tötungsdelikte innerhalb einer 12-Jahres Periode ein um den Faktor 6 erhöhtes Täterrisiko für schizophrene Männer und ein um den Faktor 5 erhöhtes Risiko für schizophrene Frauen.

Was den stationären psychiatrischen Bereich betrifft, so fand Reimer (47) einen eindeutigen Zusammenhang zwischen Personalbesetzung und Fixierungshäufigkeit. "Gehäufte Fixierungen von Patienten sind z.B. nicht selten Folgen eines gespannten und gereizten Stationsklimas auf Aufnahmestationen, welche immer wieder zeitweise einem „Hexenkessel" gleichen. „Aufnahmedruck, Überbelegung, Häufung schwer gestörter Patienten, räumliche Enge, schlechte personelle Besetzung und Diskontinuität der Behandler führen nicht selten zu einem Milieu, das ein explosives Gewaltpotential in sich birgt."

Tardiff (59) untersuchte 5164 Patienten, die sich in New York länger als einen Monat in stationärer Behandlung befanden: 7,8% der männlichen und 7,1% der weiblichen Patienten hatten in den letzten drei Monaten mindestens einmal andere Personen körperlich angegriffen. Psychopathologisch hatten die aggressiven Patienten gegenüber den nichtaggressiven mit größerer Wahrscheinlichkeit psychotische Symptome und bizarre Verhaltensweisen, waren agitierter und negativistischer und drückten Gefühle von Depression und Verzweiflung aus.

In einer Zehn-Jahres Studie (Rice et al.)(48) gingen die Forscher jedem Hinweis auf Gewalt nach, befragten Patienten, Personal und Zeugen in jedem Einzelfall. Die erhobene Inzidenz lag bei 0,0026 pro Patient und Tag:

Im Vergleich zu den nicht – gewalttätigen Patienten waren die gewalttätigen jünger, weniger oft psychotisch – aber andererseits psychisch krank – und weniger oft wegen krimineller Vergehen zugewiesen. Vor der Einweisung bestand eine geringere soziale Angepaßtheit; ebenso wurden weniger Jahre der Erziehung und ein geringeres Beschäftigungsausmaß erhoben.

Gründe für gewalttätiges Verhalten konnten in 23,8% nicht angegeben werden, in 12% erlebten sich die Patienten als „provoziert", in 20,5% wurden sie vom Personal als „gereizt" angesehen. Das Personal erlebte in 58,6% die Aggressionen der Patienten als grundlos.

Zusammenfassend ergab sich, daß **„gewalttätige Patienten öfters psychisch krank** wären.**"** Die Autoren stellten fest: "Unsere Befunde unterstützen die Vorstellung, daß Frustrationen und Ärger wichtige Komponenten von Aggression sind. Auf Grund der Tatsache, daß der Staff oft die Quelle der Frustration war, unterstützten die erhobenen Daten die Hypothese, daß Aggression mit unterschiedlichen Machtverhältnissen zu tun hat, ebenso mit Defiziten in sozialer Kompetenz (die Patienten sehen oft keine verbalen Alternativen als Antwort auf empfundene Provokationen)"

Dazu muß doch kritisch vermerkt werden, daß die Vermutung, Aggression hätte mit „unterschiedlichen Machtverhältnissen" zu tun, eine doch sehr einseitige soziologische Interpretation darstellt, welche impliziert, das Problem der Gewalt in Instititutionen könnte gelöst werden, wenn solche „Machtverhältnisse" nicht mehr gegeben wären – in Analogie zu den Formulierungen von Forster und Pelikan (siehe oben) über repressive gesellschaftliche Funktionen und ihren Anteil an struktureller Gewalt.

In der Studie von Steinert über die Prävalenz und Inzidenz von Gewalt in 4 psychiatrischen Krankenhäuser (56) zeigte sich, daß „die Durchführung einer Zwangsmaßnahme in den meisten Fällen Gewalt zu produzieren schien." Zwangssituationen waren im Allgemeinen gefährlicher als "Gewalt-Situationen". Darüber hinaus waren Männer viel öfter als Frauen betroffen; erfahrenes Personal öfter als unerfahrenes !

Die Diagnosen verteilten sich in der Untersuchung von Steinert et al. wie folgt:

Schizophrene	62%
Minderbegabung	19%
Persönlichkeitsstörung	18%

Kaum ein Bezug bestand zur Aufenthaltsdauer (ca. 30% bei Patienten, welche länger als 1 Jahr stationär waren), hingegen ein deutlicher Bezug zu Aggressionen in der Vorgeschichte:

Die Ziele gewalttätiger Handlungen waren in 72% das Personal, in 62% Mitpatienten und in 61% Gegenstände. Interessant war auch die Tageszeit der Ereignisse: Zwischen 16 und 17 Uhr fand sich ein Maximum der beobachteten Ereignisse.

Die Altersverteilung der Geschädigten bzw. Opfer, zeigte, daß bei den Männern die Altersgruppe 25-34, bei den Frauen die Altersgruppe von 15-24 ein Maximum aufwies.

Als Motiv aggressiver Handlungen ergab sich in 35% die Durchsetzung bestimmter Wünsche und in 27% die Folge einer Personenverkennung.

Signifikanterweise griffen Männer überwiegend Männer und weibliche Patienten überwiegend Frauen an.

Fritz U. et al.(1991) (23) werteten die Fixierungsdokumentation in einem psychiatrischen Krankenhaus aus und stellten

718 Fixierungen bei 159 Patienten (107 männliche 52 weibliche) fest, d.h.

7,8 % aller aufgenommen Patienten (bei 1907 aufgenommenen Patienten) wurden fixiert. Dabei erfolgte

in 40,1% die Fixierung auf Grund von Fremdgefährdung

in 17,6% wegen autoaggressiver Handlungen

in 20% wegen ausgeprägter Bewegungsunruhe, die mit Selbstgefährdung einherging

in 18,3% wegen vital notwendiger medizinischer Behandlungen und

in 4% auf eigenen Wunsch des Patienten

Auffällig war auch die Häufigkeit an einzelnen Wochentagen:

An Montagen wurden 20,7% fixiert, an Samstagen 9,7% und an Sonntagen 5,8% der Patienten.

Es zeigte sich ein eindeutiger Zusammenhang zwischen Personalbesetzung und Fixierungshäufigkeit. Dazu auch Zeiler, 1985 (60):

„Die Vorhersehbarkeit gewalttätiger Verhaltensweisen bleibt auch bezogen auf "den Verstehenshorizont des therapeutischen Personals; gehäufte Fixierungen sind nicht selten die Folge eines gespannten und gereizten Stationsmilieus. Aufnahmedruck, Überbelegung, Häufung schwer gestörter Patienten, räumliche Enge, schlechte personelle Besetzung und Diskontinuität der Behandler führen nicht selten zu einem Milieu, das ein explosives Gewaltpotential in sich birgt. .... Ist ein Patient fixiert, so darf er in der Regel nicht alleine gelassen werden, es sei denn, er wünscht es. In jedem Fall sind Sitzwachen einzurichten! ... Gewalttätigkeiten u Fixierungen müssen nachbesprochen werden, sowohl im jeweiligen Stationsteam als auch mit dem Patienten selbst“.

Steinert (53) schließlich stellte fest: „Es gibt bislang nur eine einzige Untersuchung die fremdaggressives Patientenverhalten in nichtpsychiatrischen medizinischen Institutionen untersucht. Für die psychiatrischen Betten fand sich eine Rate von 2,54 fremdaggressiven Handlungen pro Jahr, für die nicht-psychiatrischen betrug diese Maßzahl 0,37. Unklar ist bei allen Häufigkeitsangaben, ob die

Ergebnisse zeitkonstant sind, zum anderen, ob sie auf andere Teile der Welt übertragbar sind.

Von anderen Autoren wurde darauf hingewiesen, daß soziale Faktoren innerhalb und außerhalb der Abteilungen ebenso verantwortlich seien, aber auch, daß im gleichen Sinn der allgemeine Trend zur Deinstitutionalisierung in der Psychiatrie mit der Konsequenz der Zusammenführung schwierigster Patienten auf den verbliebenen stationären Plätzen mit einer gesteigerten Häufigkeit von Aggressionen in der psychiatrischen Klinik in Zusammenhang zu bringen wäre. Eine Beobachtung, welche im Rahmen der Verwirklichung des NÖ Psychiatrieplans 95 auch an unserem Haus gemacht werden kann.

Über „Erfahrungen im Umgang mit Gewalttätigkeit in der psychiatrischen Klinik" berichtete Hubschmid (1996) (30) und stellte – durchaus bagatellisierend – fest:

„Eine Auswertung von 300 Unfallmeldungen unserer Klinik aus den Jahren 1989 und 1990 ergibt, daß nur 6% der an die Versicherung gemeldeten Unfälle auf Angriffe von Patienten zurückzuführen sind. 94% der Verletzungen hatte sich das Personal zu Hause beim Sport oder sonst bei der Arbeit zugezogen. Zumeist wurden Schwestern und Pfleger angegriffen. In drei Viertel der Fälle geht es um Schläge ins Gesicht, die oft zu Zahnschäden oder Nasenbeinfrakturen führten."

2.2 Hypothesen zur Entstehung von Gewalt in der Psychiatrie

2.2.1 Ergebnisse der Aggressionsforschung

In seinem Buch „Aggression bei psychisch Kranken" faßt Steinert (53) 1995 die verschiedenen psychoanalytischen und psychologischen Aggressionsdefinitionen zusammen und kommt zu folgendem Ergebnis:

„Im Falle des klinischen Umgangs mit Aggressionen psychisch Kranker wird das Problem besonders deutlich, die Rolle eines „objektiven Beobachters einzunehmen. Aggressionen finden in aller Regel in einer zwischenmenschlichen Interaktion statt (auch Aggressionen gegen Gegenstände hat letztlich meist eine Bedeutung in einer zwischenmenschlichen Beziehung). Da es sicher eine unberechtigte Annahme ist, daß Aggression ausschließlich vom Patienten ausgehen muß, ist hier die versuchsweise Anwendung eines sehr subjektiven, die Beziehung berücksichtigenden Aggressionsbegriffes angebracht – bzw. das Oszillieren zwischen einer subjektiven und mehr objektiven Betrachtungsweise.

Das besagt: Aggressives Verhalten liegt dann vor, wenn sich eine Person bedroht, angegriffen oder verletzt fühlt – verbal oder physisch."

In einer Zusammenschau zu den Aggressionstheorien faßt Steinert zusammen:

„Eine Integration zu einem Gesamtkonzept, das anerkanntermaßen mindestens eine psychologische, biologische und soziologische Dimension umfassen müßte, ist bisher jedoch noch nicht in einer allgemein akzeptierten Form gelungen."

Als vier wichtige Mechanismen der Entstehung von Aggression erwähnt der Autor darüber hinaus: Angst, Verschiebung von Aggression, instrumentelle Agression und Rivalität.

Neben der Betonung der Kognitionspsychologie sollte aber doch die Rolle der Psychoanalyse in der Erforschung aggressiven Verhaltens nicht übersehen werden:

Sie bot die erste wissenschaftliche Theorie des Verhaltens, welche sich einer Wertung des „sogenannten Bösen" (K.Lorenz) (42) enthielt und mit A.Adler den ersten Autor aufwies, welcher mit der Publikation „Über den Aggressionstrieb im Leben und in der Neurose", 1908, den Begriff der Aggression in die tiefenpsychologische Literatur einführte.

Freud selbst hatte in seinem Werk „Jenseits des Lustprinzips" (1920)(21) den Todestrieb eingeführt, und dann – 10 Jahre später – in „Das Unbehagen in der Kultur" (22) – „in Abänderung der psychoanalytischen Trieblehre" einen „selbständigen Aggressionstrieb" postuliert.

Den Widerstand der tiefenpsychologischen Gemeinde sah er schon damals voraus:

„ich erinnere mich meiner eigenen Abwehr, als die Idee des Destruktionstriebes zuerst in der psychoanalytischen Literatur auftauchte, und wie lange es dauerte, bis ich für sie empfänglich wurde. Daß andere dieselbe Ablehnung zeigten und noch zeigen, verwundert mich weniger".

Denn die „Kindlein, sie hören es nicht gerne, wenn die angeborene Neigung des Menschen zum Bösen, zur Aggression, Destruktion und damit auch zur Grausamkeit erwähnt wird." (S.Freud, Das Unbehagen in der Kultur, 1930)(22).

Und fast prophetisch schloß er: „Die Schicksalsfrage der Menschenart scheint mir zu sein, ob und in welchem Maße es ihrer Kulturentwicklung gelingen wird, der Störung des Zusammenlebens durch den menschlichen Aggressions- und Selbstvernichtungstrieb Herr zu werden".

Das Freudsche Todestrieb-Konzept wurde und wird von den meisten psychoanalytischen Autoren heute abgelehnt. Dazu kommentierte Eissler (13):

„Wer den Todestrieb ablehnt, ohne eine andere Reihe von Erklärungen für das Phänomen des Todes einzuführen, ist sich nicht darüber klar, daß er vor dem relevantesten Teil der Psychologie einfach die Augen verschließt und dann fortfährt, als hätte seine Theorie noch irgendeine Chance, korrekt zu sein".

Es ist offenbar die beeindruckende Wucht dieser Erklärungen, die dazu führte, daß die Psychoanalyse – was ihren Erklärungsanspruch für aggressives Verhalten betrifft – regelmäßig mit einer doch schon sehr alten Theorie identifiziert wird.

Dabei soll nicht unerwähnt bleiben, daß bereits unter den „klassischen“ Analytikern das Freudsche Konzept nicht unbestritten war; so ging z.B. Fromm in seinem Buch „Anatomie der menschlichen Destruktivität“ (40) auf deutliche Distanz zur psychoanalytischen Trieblehre und unterschied eine „gutartige“ – konstruktive von einer „bösartigen“ – destruktiven Aggression.

Von den neueren Konzepten seien noch die Untersuchungen von Mentzos (45) über die Psychodynamik von Psychosen und das zugrunde liegende Konfliktmodell erwähnt. Mentzos geht in seiner Untersuchung über „Neurotische Konfliktverarbeitung“ wohl auf die Frustrationshypothese von Dollard und die Reaktionshypothese ein, stellt aber zusammenfassend fest, daß „weder die Frustrationstheorie noch die Reaktionshypothese ausreichten, um Phänomene wie Aggressionslust, Sadismus, sinnlose Zerstörung usw. zu erklären. Aggressives Verhalten ist für Mentzos sowohl angeboren wie reaktiv angelegt.

Es wird offenbar durch jedwede Behinderung der Befriedigung libidinöser und narzißtischer (Selbst)bedürfnisse aktiviert. Verhalten dieser Art ist also den übergeordneten Triebzielen und Bedürfnissen „funktional“ untergeordnet. Dagegen solle rein destruktive und funktionslose Aggression das Produkt eines Desintegrationsprozesses darstellen.

Im neurotischen Konflikt käme es zu einer asymmetrischen Bevorzugung eines der beiden Grundkonflikte Abhängigkeitsbedürfnis vs. Autonomie – die entstehende Frustration über die Bevorzugung eines der beiden Teile führe zur „Aggressivierung des Konfliktes“ und zur rigiden Fixierung fehlerhafter Lösungen.

In seinem Buch „Der Krieg und seine psychosozialen Funktionen“ zitiert Mentzos (45) den Ethologen De Waal, welcher die Metapher von der Aggression als Feuer bevorzuge; eine Zündflamme brenne in uns allen, und wir machten von ihr Gebrauch, wenn es die Situation erfordere. Er und die meisten Ethologen gehen heute davon aus, daß lediglich eine Reaktionsbereitschaft zum aggressiven Verhalten vorgegeben ist, die unter bestimmten Bedingungen – allerdings sehr leicht und oft auch explosiv – mobilisiert wird.

Neben den psychoanalytischen Theorien, welche hier nur punktuell hervorgehoben worden sind, muß sicher noch die ethologische Triebtheorie von Konrad Lorenz erwähnt werden. Sein Bestseller „Das sogenannte Böse“ (42) ging von Beobachtungen der Tierverhaltensforschung aus und zog aus der Beobachtung von Graugänsen und anderen Analogieschlüsse auf Menschen. Zum Überleben einer Art gehöre eine Hemmung der intraspezifischen Aggression (Tötung von Artgenossen untereinander). Die Selektion von Individuen mit einer hohen biologischen Aggressionsbereitschaft trage die Schuld an einer Weltbevölkerung von Menschen mit einem besonders hohem Ausmaß an Aggression und Grausamkeit.

Die Kritiker wiesen allerdings mit Recht darauf hin, daß man statt von „angeborenen Verhaltensweisen“ – wie bei Tieren – von „Verhaltenstendenzen“ beim Menschen sprechen müsse und Analogieschlüsse vom tierischen auf menschliches Verhalten äußerst problematisch wären.

Obwohl gerade die neueren Untersuchungen auf dem Gebiet der Tierverhaltensforschung z.T. erschreckende und faszinierende Resultate liefern.

So konnte Jane Lawick-Goodall, 1975 und 1981 in ihren Untersuchungen über die Aggressivität und Territorialität der Schimpansen beobachten, daß die aggressive Bereitschaft der Schimpansen äußerst groß wäre. Sie äußert sich innerhalb der Gruppe in oft dramatischen Anfällen von Drohimponieren der Männchen.

Ein reiches Repertoire beschwichtigender Verhaltensweisen verhindere jedoch, daß Aggressionen zwischen Gruppenmitgliedern ins Destruktive eskalieren. Rangordnungen sind ausgeprägt. Der Katalog aggressiver Verhaltensweisen sei reich und die Verhaltensweisen des Drohens erinnerten in vielem an entsprechende Verhaltensweisen des Menschen.

Darüber hinaus verhielten sich Schimpansengemeinschaften äußerst „xenophobisch“; sie leben in geschlossenen Gemeinschaften. Die Mitglieder einer solchen Gemeinschaft kennen einander. Sie meiden Fremde und greifen sie an, wenn sie in ihr Schweifgebiet eindringen.

Bemerkenswert ist darüber hinaus die Beobachtung, daß als Folge einer Erkrankung Gruppenmitglieder, welche von der Gruppennorm abweichen, auch wenn sie vorher voll in die Gruppe integriert waren, ausgestoßen und zur Zielscheibe zahlreicher Aggressionen wurden. Neugeborene Junge werden von den Müttern unter beschwichtigenden Verhaltensweisen jedem einzelnen Gruppenmitglied vorgestellt, sonst laufen die Kleinen Gefahr, als Fremde angegriffen zu werden.

Menschen dürften sich so wie alle sozialen Primaten verhalten – aber auch so wie andere soziale Säuger, nämlich so, als gäbe es lediglich drei Kategorien von Artgenossen, nämlich die Familie, die eigene soziale Gruppe oder den eigenen Stamm und den Gruppenfremden. Eine Beobachtung, welche das Verhalten der Durchschnittsbevölkerung gegenüber psychiatrischen Patienten durchaus zu einem gewissen Teil erklären kann.

Auch sollte man nicht vergessen, daß bereits in Platons Dialog „Politeia“ nachgelesen werden kann, wie man sich um psychisch Kranke „kümmern“ sollte: Die Verantwortung wird dort ganz den Angehörigen zugeschoben, psychisch Kranke werden sozusagen in die Primärfamilie „ausgegrenzt“ und von der Restgruppierung letztlich nicht mehr als zur Gemeinschaft gehörig betrachtet.

Und Vitus B. Dröscher (9) berichtet über Stammeskriege der Schimpansen, welche mit einer solchen Brutalität geführt werden, daß Individuen, welche sich von der Großgemeinschaft loslösen wollen, mit äußerster Grausamkeit angegriffen werden, solange bis die „Aussteiger" ausgerottet sind.

Die Ethologie liefert also wahrhaft erschütterndes Analoga zum menschlichen Verhalten der Gegenwart, wie z.B. der Technik der „ethnischen Säuberungen" im jüngst abgeschlossenen Balkankonflikt und jüngste Vorfälle in Osttimor (Herbst 1999), welche zeigen, daß unser evolutives Erbe offenbar noch massiv vorhanden ist.

Weitere Theorieentwicklung:

Die von Dollard und Miller 1939 (7) formulierte Frustrations-Aggressions-Theorie war dem Gedankengut der Psychoanalyse noch ziemlich nahe. Allerdings konnte der einseitige Erklärungsanspruch dieser Theorie nicht erfüllt werden und in einer neueren Formulierung der Theorie heißt es zutreffender: „Frustration erhöht die Wahrscheinlichkeit von Aggression".

Zu ergänzen wäre angesichts dieser Theorie, daß die Katharsis-Theorie, welche noch immer in den Köpfen des therapeutischen Personals der Psychiatrie herumspukt, als eindeutig widerlegt gilt:

Aggressionen werden durch „Abgreagieren" nicht automatisch abgebaut, sondern können auch auf diese Weise erst eingeübt werden. (Steinert)(1).

Bandura (2) vollzog dann in der weiteren Theorieentwicklung die sogenannte „kognitive Wende" von der bloßen behavioristischen Verhaltensbeobachtung zur Untersuchung der zugrundeliegenden kognitiven Vorgänge. Als wichtiger Teil der Theorie wurde das „Lernen am Modell" angesehen – was z.B. dazu führt, daß Erleben von Gewalt in der Kindheit als Prädiktor für späteres psychiatrisch auffälliges aggressives Verhalten gilt. (siehe dazu oben die besorgten Äußerungen im Editorial des Jama, 1999)

Und in einer weiteren Entwicklung schließlich formulierte Kornadt (38) die „Motivationstheorie der Aggression". Der zentrale Punkt bei dieser Theorie ist die Annahme eines überdauernden Motivs für aggressives Verhalten. Die Verwirklichung desselben könne durch viele, auch äußere Einflüsse begünstigt werden. Demgegenüber existiere aber auch ein konstantes Motiv, Aggression zu vermeiden. Im Konflikt zwischen diesen beiden antagonistischen Motiven sei die Entstehung von aggressivem Verhalten zu suchen.

Die oben schon erwähnten Motive: Angst, Rivalität, instrumentelle Aggression liefern zum Teil ausgezeichnete Erklärungen für aggressives Verhalten. Wobei auch wahrgenommen werden sollte, daß instrumentelle Aggression – also aggressives Verhalten, um ein bestimmtes Ziel zu erreichen, egal, ob das Opfer geschädigt wird oder nicht – durchaus bei normalen Personen, z.B. in Politik und Wirtschaft endemisch ist.

Die Ergebnisse der biologisch-psychiatrischen Forschung sollen hier nur gestreift werden. Die jeweiligen Entdeckungen, welche jeweils bestimmten Substanzen die Schuld an aggressiven Verhalten gaben (Testosteron, Serotonin, Noradrenalin, Glukose usw.) waren ständig mit großer Begeisterung der Forschungsgemeinde verbunden, ohne langfristig die in sie gesetzten Erwartungen erfüllen zu können. Es besteht in der biologisch orientierten Forschung offensichtlich die große Gefahr, in allzu reduktionistischer Weise komplexe Phänomene erklären zu wollen.

Unbedingt erwähnen möchte ich aber noch die „humanethologischen“ Untersuchungen von Medicus (1993) (44), welcher vor allem die Formen innerartlicher Aggression in ihrer Anwendung auf menschliches Verhalten untersuchte.

Als aggressionsauslösende Bedingungen für „Formen agonistischer Aggression“ (fitness-Reduktion beim Verlierer) wurden beobachtet:

- Behinderung beim Hungerstillen
- Behinderung des Sexualtriebes
- Behinderung des Besitzstrebens (Nahrung, Territorium)
- Behinderung von Gewohnheiten
- Behinderung des Bewegungsdranges
- Behinderung der Selbständigkeit
- Behinderung beim Rangstreben
- Behinderung von Neugier und Wißbegierde
- Behinderung des Anschlußbedürfnisses an eine Gruppe
- Unterschreiten einer bestimmten Individualdistanz
- Soziale und sexuelle Eifersucht gegen Partner und Rivalen
- Mangelnder Rückhalt des Alpha-Individuums
- Mangelnde Nachgiebigkeit des Unterlegenen
- Bedrohung eines Kindes oder einer Frau
- Bedrohung eines Verwandten oder eines Freundes
- Nachahmen aggressiven Verhaltens

Als Formen „Nicht-agonistischer Aggression“ wurden beobachtet:

- Explorative Aggression des Kleinkindes (Neugier, soziale Exploration)
- Erzieherische Aggression durch die Eltern
- Pubertäre Aversion gegen die Eltern als Teil der Loslösung
- Männliche „Imponierbalz“ (um Frauen zu gefallen, Vermittlung von Schutz)

Die agonistischen Aggressionsformen hätten nach Medicus einen bemerkenswerten Entstehungszusammenhang:

Sie haben sich im Rahmen der Evolution sozialer Zusammenschlüsse entwikkelt und sind daher ein wichtiger Bestandteil der komplexen bio-sozio-kulturellen Grammatik.

Die meisten beziehen sich auf basale Merkmale der "großen vier Motive":

Hunger, Fortpflanzung, Angriff, Flucht.

Die obige Aufstellung zeigt, daß die meisten aggressionsauslösenden Situationen bereits bei den uns am nächsten verwandten Primaten beobachtet werden können, aber auch die übrigen Situationen als kulturunabhängige Universalien bei allen Ethnien dieser Welt zu beobachten sind.

Das spricht dafür, daß entscheidende Komponenten unseres Aggressionsverhaltens, inclusive dem Erkennen bestimmter aggressionsauslösender Bedingungen, als stammesgeschichtliches Erbe angeboren sind.

Folgende Aggressionsvermindernde Bedingungen wurden festgestellt:

- Submissive Gesten, um den Kampf zu beenden
- Kindchenschema
- Frauen – wirken für Männer meist weniger Aggressionsauslösend
- formale Anerkennung des Ranges – um den Kampf zu vermeiden
- Geben und Nehmen von Geschenken
- Soziales Komfortverhalten (grooming)
- Grüßen und Begrüßtwerden
- Emotionale Transparenz (Vermittlung von Vertrauenswürdigkeit)
- Anwesenheit eines Ranghöheren
- Intervention eines Ranghöheren
- Beschwichtigende Intervention Dritter (manchmal eine wichtige „Frauenrolle")
- Abreagieren an Ersatzobjekten
- Verbales Abreagieren (nur beim Menschen zu beobachten)

Die Untersuchungen von Medicus bieten somit hervorragende Erklärungsansätze für die Entstehung und das Management aggressiven Verhaltens und sind meiner Ansicht nach durchaus im psychiatrisch-klinischen Alltag brauchbar.

2.2.2 Soziologische Thesen zur Gewalt

Hier seien vor allem die Thesen von Galtung (25) widergegeben, welcher 1975 formulierte, daß „Gewalt dann vorliege, wenn Menschen so beeinflußt werden, daß ihre aktuelle somatische und geistige Verwirklichung geringer wäre, als ihre potentielle Verwirklichung". Galtung nennt diese Form der Gewalt „strukturelle Gewalt" und er meint, sie sei geräuschlos, sie zeige sich nicht – sie sei im Grunde statisch, sie sei das stille Wasser".

Huggler und Stadler (31) formultieren dazu 1995, daß das Wesen der Gewalt darin bestehe, daß einem Individuum oder einer Gruppe ein Willensakt aufgezwungen werde, ungeachtet eines Einverständnisses, und zwar auf Grund des Machtverhältnisses, welches zugunsten der machtausübenden Instanz oder des gewaltausübenden Individuums ausfalle.

Forster, Pelikan (20) betonen 1977, daß man unter Gewalt Ereignisse oder Zustände, die in ihren Konsequenzen für die (als Objekt) betroffenen Menschen in einer wesentlichen Beschränkung prinzipiell möglicher Bedürfnisbefriedigung resultieren, verstehen solle.

„Gewalt – in welcher Form auch immer – nennen wir dann Herrschaft, wenn ihre Ausübung innerhalb einer geltenden Ordnung institutionalisiert, d.h., explizit vollzogen wird. Entweder wird Herrschaft durch die entsprechenden Organe staatlicher Gewalt direkt ausgeübt oder staatlich delegiert und kontrolliert durch die Inhaber professioneller Monopole oder vermittelt über Machtstrukturen, deren Randstrukturen staatlich abgesichert werden. Gewalt, die zwar faktisch innerhalb einer etablierten Herrschaftsstruktur ausgeübt wird, formal in dieser aber nicht begründet ist, weil bei ihrer Ausübung z.B. explizite normative Regelungen verletzt oder überschritten werden, nennen wir Willkür." und weiter:

„Herrschaft... bezieht ihre Legitimität ua aus der Rechtfertigungsideologie, auf die sie sich beruft. Nicht rechtfertigbare Herrschaft sei definiert als Überschuß-Repression (Marcuse) (43) oder wie bei Habermas (27) als „Objektiv überflüssige Repression".

Interessante Unterscheidung werden noch von französischen Forschern gemacht, welche behaupten, daß eine weitere Differenzierung hinsichtlich des Mediums angebracht wäre, innerhalb dessen Gewalt gegen Menschen ausgeübt wird.

Materielle Gewalt nennen sie die aktuell physische Attacke, zu beachten wäre aber auch die symbolische Gewalt (Pierre Bourdieu und Jean Claude Passeron, 1973) (6), zit:

„Jede Macht wird zu symbolischer Gewalt, d.h., jede Macht, der es gelingt, Bedeutungen durchzusetzen und sie als legitim durchzusetzen, indem sie das Kräfteverhältnis verschleiert, die ihrer Kraft zugrunde liegen, fügt diesem Kräfteverhältnissen ihre eigene, d.h., eigentliche symbolische Kraft hinzu."

Jede pädagogische Aktion stellt eine objektiv symbolische Gewalt dar, insoferne sie mittels willkürlicher Gewalt eine kulturelle Willkür durchsetzt.

Weitere moderne Erklärungsansätze betreffen den „interaktionistischen Ansatz" (Oswald 1983) (46), wobei soziale Interaktionen als „Prozeß" aufgefaßt werden, in dem zwei oder mehrere Personen ihre Handlungen unter Berücksichtigung eines Kontextes aufeinander beziehen, wodurch ihre Handlungen, die Interaktanden und die in die Handlung einbezogenen Objekte ihre situative Bedeutung bekämen.

Einen Schritt weiter führte dann die Systemtheorie, welche Vorstellungen über Wirkungsvernetzungen für die Erklärung und Beschreibung von aggressivem Verhalten aufzustellen versucht, allerdings über Denkanstösse bisher nicht hinauskam.

2.2.3. Bedeutung für die Psychiatrie

Was bedeuten nun all diese Hypothesen und Theorien für die Psychiatrie?

Es ist übereinstimmende Auffassung der meisten Forscher, daß Gewalt in der Psychiatrie von einem individuellen, interaktionellen und strukturellen Ansatz aus zu betrachten ist. Ergänzen möchte ich diese Unterscheidungen noch um die Sichtweise des gesellschaftspolitischen Ansatzes.

Auf der individuellen Ebene ist es der einzelne Patient, aber auch der einzelne Mitarbeiter, welche einander im Rahmen einer bestimmten Versorgungsstruktur begegnen und auf Grund ihrer Konflikte und Probleme ein bestimmtes Interaktionsmuster entstehen lassen.

Die Psychoanalyse bietet hier reichliche und äußerst effizient anzuwendende Erklärungsmodelle, was auf der Seite des einzelnen Mitarbeiters geschehen könnte, wenn er ein „gewaltvermeidendes Verhalten“ erlernen wollte. Die Familientherapie wiederum bietet ebenso elaborierte Erklärungsmodelle, wie in einer Primärgruppe von Menschen z.B. bestimmte Konflikte einem einzelnen Mitglied zugeordnet werden, welches diese dann, stellvertretend für alle, austrägt.

Für die Interaktion Patient-Therapeut liefern die oben zitierten Untersuchungen (Medicus, aber auch Bandura und Kornadt) genügend Hinweise auf Möglichkeiten der Veränderung.

In besonderen Maße aber scheinen mir strukturelle Momente, das Klima einer Station und vor allem der Stil des therapeutische Personals wesentlich für die Entstehung von Gewalt zu sein:

Wie schon oben erwähnt, fanden fanden Reimer und Starz 1989 im Rahmen ihrer empirischen Untersuchung über Gewalt im stationären psychiatrischen Bereich einen eindeutigen Zusammenhang zwischen Personalbesetzung und Fixierungshäufigkeit.

Wesentlich für das Auftreten von Gewalt im Bereich der Psychiatrie erscheinen aber vor allem „therapeutische Stile“, wie dies Zeiler in seinen Anmerkungen zur Sozialpsychologie der Gewalt beschreibt:

So gäbe es mehr restriktive und eher liberale therapeutische Stile, es gäbe unterschiedliche Haltungen gegenüber Gewalt; von Seiten des Personals bestehe oft die Forderung nach Kontrolle, aber auch die Forderung nach therapeutischer Förderung und gar Befreiung. Viele Autoren (z.B. Cumming et al.) betonen, daß ein freizügiger Umgang und eine Aktivierung des Patienten nur auf dem Hintergrund einer verbindlichen institutionellen Struktur möglich seien.

Die Kommunikationsfeindlichkeit restriktiver Stile dagegen beraube das Personal wichtiger Informationen zur Befindlichkeit seiner Patienten; es ergebe sich eine „Kultur der Konfrontation" (Joy) (35) mit einer daraus folgenden Häufung von Zwischenfällen.

„Während uns die Schwächen restriktiver Stile im Umgang mit gefährlichen Patienten deutlich vor Augen liegen – Kommunikationsfeindlichkeit, sowie Kränkung, Ängstigung und Herausforderung des Patienten durch Freiheitsbeschränkung – sind vergleichbare Mängel liberaler Stile bislang nur wenig untersucht.

Die Grundannahme des restriktiven Stiles ist präventiv und stützt sich auf die Annahme, gewalttätiges Handeln von Patienten entspringe einem autonomen Krankheitsprozeß. Es stellt sich jedoch andererseits die Frage, ob

„der liberale Stil im Recht ist, wenn er jegliches gewalttätige Verhalten als zielgerichtet, sinnbezogen und Ausdruck einer Beziehungsstörung auffaßt!"

Wir müssen nämlich beispielsweise den Wutausbruch eines Senil-Dementen.. als Resultat eines überwiegend innengesteuerten Krankheitsablaufes auffassen, auf dessen Eigendynamik wir nur in geringem Ausmaß Einfluß zu nehmen vermögen." (Zeiler, 1993) (60)

Der liberale Stil stütze sich scheinbar auf eine „Theorie der Handlungsfreiheit", nach deren Logik ein kooperationswilliger Patient jederzeit entlassen werden darf; dabei hat Bosch auf die Gefahren hingewiesen, die sich ergeben, wenn das dem analytischen Verfahren entlehnte Abstinenzprinzip in den soziotherapeutischen Rahmen übertragen wird. Permissivität kann den Patienten zu verleiten, die Grenzen der Toleranz durch provokative Akte Verweigerung selbstverantwortlichen Entscheidens abzumessen. Daß ihr bisweilen eine unbewältigte Aggressionsproblematik der Therapeuten selbst zugrunde liegt, die in destruktiven Akten des Patienten ausgetragen wird, hat Lion deutlich gemacht.

Und wieder Zeiler: „Gewalttätigkeit bedarf der Kontrolle. Falsche Toleranz und Verleugnung können Ausdruck uneingestandener Angst sein und müssen erkannt werden, um der Ausbildung antitherapeutischer Ideologien vorzubeugen. Tätlichkeiten sind meist vorhersehbar und das Ende einer Eskalationsreihe, die rechtzeitig unterbrochen werden muß. Drohungen eines Patienten sollten Ernst genommen werden. Sie können ein Hinweis sein auf Überforderung durch therapeutische Ansprüche, auf Angst, Unsicherheit, Enttäuschungs- und Kränkungserlebnisse. Als vieldeutiges Signal bedürfen sie des einfühlenden Verständnisses und müssen als Störung einer zwischenmenschlichen Beziehung aufgefaßt werden. Sie können zugleich der Kontaktsuche wie der Distanzierung dienen.

Milieufaktoren bestimmen den Charakter und den Ausgang von Auseinandersetzungen mit. Unklar verteilte Rollen und Verantwortlichkeiten im Team, widersprüchliche therapeutische Strategien, Verlust der sozialen Distanz zwischen Patient und Personal, hohe Beziehungsdichte auf der Station und eine überaus dichtes therapeutisches Klima können tätliche Konfrontationen begünstigen. Ein berechenbares, verläßliches und wohlstrukturiertes Milieu, das sich flexibel den Patientenbedürfnissen anpaßt, wirkt dagegen angstmindernd. Im Kontakt zum Patienten ist die Mitte zu halten zwischen Abwendung, die den Kranken ganz seiner verzerrten inneren Erlebniswelt preisgibt, und überfordernder Fürsorglichkeit.

Die Bedeutung struktureller Aspekte haben auch (siehe oben) Forster und Pelikan 1977 betont, welche – in den 70er-Jahren möglicherweise berechtigt – den Aspekt staatlicher Gewalt und „Herrschaftsausübung“ in hohem Ausmaß betonten.

Mittlerweile hat die österreichische Gesellschaft mit ihrem Unterbringungsrecht in der Psychiatrie eine Form der Kontrolle über die Psychiatrie geschaffen, welche das Phänomen der „strukturellen Gewalt“ nunmehr eher von den Psychiatern in ihrer Alltagsarbeit erleben läßt – ausgeübt von Patientenanwälten, welche hierzulande die Arbeit der Psychiatrie in einer Form kontrollieren, welche noch viel mehr jenen Disziplinen der Medizin zu wünschen wäre, welche mit ihren Eingriffen massive Schäden setzen können, wie z.B. der Chirurgie (auf aktuelle österreichische Spitalsskandale – Freistadt, Herbst 1999 – sein hingewiesen!)

3. Möglichkeiten der Einflußnahme

Wie bereits oben angeführt, ist die Beeinflußung von Gewalt in der Psychiatrie auf den drei Ebenen: Individuum – Interaktion – Struktur möglich.

3.1 Im individuellen Bereich

steht und fällt der Umgang des einzelnen Mitarbeiters mit dem Phänomen der Gewalt mit seinem Grad an Ausbildung und Supervision. Nach dem dzt gültigen (Herbst 1999) österreichischen Krankenanstaltengesetz – ist die Supervision der Mitarbeiter vom Träger zu ermöglichen. An unser Klinik findet somit in relativ hoher Frequenz Gruppensupervision statt. Einzelsupervision kann allerdings vom Träger derzeit nicht finanziert werden.

Eine fundierte Ausbildung kann dazu beitragen, daß das Phänomen der Gewalt klarer gesehen werden kann und der Umgang damit professioneller wird. In der Krankenpflegeschule der Niederösterreichischen Landesnervenklinik Gugging wird schon seit einigen Jahren vom Autor über den Umgang mit Gewalt unterrichtet.

Ein notwendiges Resultat all dieser Bemühungen sollte eine Änderung des Umgangs mit Gewaltphänomenen sein. Es sollte kein Tabu sein, wenn ein Mitarbeiter im stationären Alltag zum Opfer von Gewalt wird. Geschehnisse dieser Art sollten – sowohl mit dem Patienten selbst als auch mit dem betroffenen Personal – in jedem Fall nachbesprochen werden.

Der Hintergrund eines jeden Stationsklimas ist aber natürlich die persönliche, menschliche Entwicklung des Mitarbeiters. Für den Verfasser ist es – zumindest auf der Ebene der psychiatrischen Ausbildung – eine conditio sine qua non, daß sich jeder Ausbildungsassistent der Psychiatrie psychotherapeutisches Wissen aneignet.

Sicher muß dieses Wissen nicht unbedingt durch die umfangreiche Ausbildung der psychoanalytischen Lehrinstitute erlangt werden – aber in jedem Fall sollte es hinreichend qualifiziert sein.

Bleiben wir noch auf der individuellen, persönlichen Ebene.

Die Art und Weise und auch der Umfang der jeweiligen Abwehrmechanismen des einzelnen Mitarbeiters sowie seine Gegenübertragungsgefühle beeinflußen seine Interaktionen mit Patienten in hohem Ausmaß. Unter Gegenübertragung wird hier das Gesamt unbewußter Gefühle und Einstellungen gegenüber dem jeweiligen Patienten von Seiten des Therapeuten verstanden.

Mitarbeitern und Therapeuten stehen im psychiatrischen Alltag eine Fülle von Mechanismen zur Verfügung, mit denen sie der Wirklichkeit des Patienten ausweichen können – wobei die Aufzählung der psychoanalytischen Theorie der Abwehrmechanismen wie folgt aussieht:

Die schlichteste Methode ist wohl die Verdrängung. Gewalt wird einfach nicht wahrgenommen, bagatellisiert. Durchaus aggressives Verhalten wird in seiner Bedeutung und in seinem Stellenwert reduziert, damit Auseinandersetzung damit ausbleiben kann.

Im Ungeschehenmachen wird das Auftreten aggressiver Stimmungen und Spannungen schlicht als nicht existent betrachtet, es wird nicht nur verdrängt, sondern es wird einfach als nicht existent betrachtet.

Das „Nicht-Sehen-Wollen“ der ubiquitären Bösartigkeit und Gemeinheit als Ausdruck eines naiven Glaubens an eine bessere Welt ist eine Konsequenz dieser Mechanismen, wie es im politisch motivierten Schlagwort „gefängnislose Gesellschaft“ in der österreichischen Innenpolitik so schön zum Ausdruck kam.

In den verschiedenen Formen projektiver Abwehrmechanismen schließlich wird das eigene „Böse“, die eigene Aggression nur im Patienten gesehen und rechtzeitig „bekämpft“. Projektionen können bei Patienten und Personal zum raschen Auslöser gewalttätiger Auseinandersetzungen werden. Provokation als Ausdruck eigener aggressiver Tendenzen, welche ihr Ventil im Niederkämpfen der Aggression des Patienten finden, finden wir im Abwehrmechanismus der Projektiven Identifizierung.

In der Rationalisierung können unerfahrene jüngere, eher intellektuelle Mitarbeiter Scheingründe für gewalttätiges Verhalten finden und so wie bei der Verdrängung das Bedrohliche reduzieren. Sie stellt den Ausdruck einer Vermeidungshaltung gegenüber den durch die Aggression des Patienten ausgelösten Gefühlen dar.

Die Somatisierung schließlich kann durch die „Wahl" körperlicher Symptome zur Flucht aus der aggressionsgeladenen Stationssituation führen. Krankenstände sind vor allem auch ein Hinweis darauf, daß Mitarbeiter mit ihrer Arbeitssituation nicht fertig werden. So wie auch regressive Mechanismen, Hilflosigkeit und gespielte Dummheit eine Flucht vor Konfrontation darstellen können.

Die unter Umständen beim Mitarbeiter auftretende Angst kann auch zur Reaktionsbildung führen – Mitarbeiter verhalten sich dann oft besonders „mutig", sind bereit, keinem Konflikt aus dem Weg zu gehen, um gleichsam in einer „Flucht nach vorn" alle Probleme zu beseitigen.

Dazu gehört oft auch – gerade bei jüngeren, unerfahrenen Mitarbeitern, das physische Unterlaufen der kritischen Distanz zum Patienten – mit allen negativen Konsequenzen für die betroffenen Mitarbeiter.

Überreagieren als Ausdruck der Ablehnung eigener Tendenzen, welche im anderen erkannt werden (Projektion, projektive Identifizierung) ist im therapeutischen Alltag ebenso häufig, oft auch durch Patienten provoziert, was zur Auslösung von Wut im Therapeuten (Knoll) (54) "Double-bind-Wut") führt.

Es ist so glaube ich, keine unbillige Forderung, nicht nur zu verlangen, daß sich therapeutisches Personal einer Supervision in der Gruppe unterzieht; es wäre – gerade bei der Tendenz der Umwandlung der ehedem großen custodialen Anstaltspsychiatrie in akute klinisch orientierte Häuser mit der Konsequenz der Ansammlung von Patienten mit schwerster Pathologie – doch auch zu befürworten, daß möglichst jeder Mitarbeiter die Chance auf eine psychotherapeutische Ausbildung mit entsprechender Eigenanalyse erhält.

3.2 Im interaktionellen Bereich

liegen wesentliche Chancen des adaequaten Umgangs mit Gewalt.

Hier ist auch die Teamstruktur und die Haltung des Teams entscheidend.

Therapeutische Teams, welche wenig Tagesstruktur vorgeben, verschwommene Anordnungen geben und widersprüchliche Beziehungsmuster anbieten, werden sich bald einem gehäuften Auftreten von Unruhe, Spannung und Gewalt gegenüberfinden.

Allerdings scheint auch eine „Hyperstrukturierung“ (Zeiler)(34) das Auftreten von Patientengewalt zu fördern. Kisker (55) hat 1988 verschiedene Typen von Teamverhalten in der Psychiatrie herausgearbeitet, welches z.B. zwischen Rollenversteifung, Rigidität und Rollendiffusion, zwischen Dirigismus, autoritärem Führungsstil und Majorismus, „überdemokratischem Führungsstil“ und im Abstandsverhalten zwischen Kumpanei und solitärer Isolierung schwanken kann.

Die Kunst des Therapeuten scheint es zu sein, gerade in der richtigen Weise, der richtigen Distanz, der richtigen Form von Akzeptanz, kurz in der dem Patienten im Augenblick gerade angepaßten „Mitte“ zu reagieren

Zu beachten wäre hier auch das äußerst wertvolle Modell einer „aufgesplitterten Übertragung“ im stationären Bereich nach Jannssen (1985)(56)

Jannssen beobachtete, daß jeder Patient im stationären Alltag auf die einzelnen Mitglieder eines therapeutischen Teams verschiedenste Übertragungen projiziert und stellte fest, daß man diese zu einem Muster zusammenfügen könne, welches der Charakterstruktur und Pathologie des Patienten entspräche.

Der Patient benutze förmlich die einzelnen Therapeuten wie die Tasten eines Klaviers, auf denen er „die Melodie seines Lebens“ spiele.

In diesem Modell ist allerdings eine Führungsperson erforderlich, welche imstande ist, die einzelnen Übertragungsbruchstücke zusammenzufassen und zu integrieren.

Immer wieder muß der einzelne Mitarbeiter im Team darauf hingewiesen werde, daß jegliche Einzelwahrnehmung nicht die ganze Wahrheit und Wirklichkeit des Patienten darstellen kann. Dies bedeutet für die Mitarbeiter oft nicht unbeträchtliche narzißtische Kränkungen, weil auf diese Weise z.B. die berufspolitisch angestrebte Dominanz psychologischer und/oder ärztlicher Wahrnehmung hinsichtlich eines Patienten mitunter abgeschwächt werden muß.

3.3 Im strukturellen Bereich

können verschiedene organisatorische Maßnahmen und Handlungsanweisungen helfen, das Auftreten von Gewalt zu reduzieren: So treten z.B. auf kleinen Stationen mit einer adäquaten personellen Besetzung seltener Gewaltphänomene auf. Ebenso ist der Grad der „Offenheit“ einer Station – welcher sich nicht nur durch offene Türen ausdrückt – für die Häufigkeit von Gewalt wesentlich, wie eine eigene Untersuchung zeigen konnte.

Auch ist die Architektonik einer Station wesentlich: Überschaubare Räumlichkeiten mit klaren Grenzen zwischen Personal und Patienten bieten weniger Anreiz für gewaltsame Entladungen.

Zur Struktur einer Station gehören allerdings nicht nur bauliche und hierarchische Gegebenheiten; auch die Struktur des Personalverhaltens ist wesentlich.

Zu diesem gehört die Einhaltung einiger grundlegender Standards: Ist ein Patient fixiert, so darf er in der Regel nicht alleine gelassen werden, es sei denn, er wünscht es. In jedem Fall sind Sitzwachen einzurichten!

Gewalttätigkeiten u. Fixierungen müssen nachbesprochen werden, sowohl im jeweiligen Stationsteam als auch mit dem Patienten selbst!

Es müssen klare Regelungen hinsichtlich Medikamenteneinnahme und Ausgang bestehen, eine eindeutige Haltung der Mitarbeiter muß – unabhängig vom Schichtwechsel der einzelnen Teams vorliegen.

Zu den notwendigen strukturellen Standards des Umgangs mit Gewalt gehört auch, vor dem Ausbruch möglicher Gewalt für den Patienten Zeit zu haben, in jener Form, welche zeigt, daß der Therapeut gerade jetzt – in diesem Augenblick – für den Patienten wirklich Zeit hat.

Zeit zu haben bedeutet aber auch, den Patienten nicht unnötig warten zu lassen; eine Forderung, welche gerade angesichts des durch neue Finanzierungsmodelle erzwungenen Personaldrucks im modernen Krankenhaus überhaupt nicht leicht zu erfüllen ist.

Tabuisiert, aber doch nützlich ist, darüber nachzudenken, in welcher Form sich das Personal rein körperlich-technisch gegen Patientengewalt wehren könnte, bzw. in welcher Form Gewalt korrekt und technisch sauber angewandt werden kann.

Dazu Grainger C. (1993)(26) „Das Training im Management von Aggression sollte sowohl Beratung als auch Selbstverteidigungstechniken einschließen; die Rechte von Patient und Staff sollten ausgewogen sein. Das auszubildende Personal sollte die ersten Erfahrungen auf Stationen mit einer niederen Verletzungsrate sammeln, bevor es auf Risikostationen versetzt wird.

Auch Steinert (56) spricht davon, daß es notwendig wäre, systematische Schulungsprogramme anzubieten und vor allem die Identifizierung von Risikopatienten voranzutreiben.

Erfordernis eines professionellen Qualitätsmanagments im Hinblick auf Gewalt sollte selbstverständlich auch die Möglichkeit der statistischen Erfassung und vor allem der Kontrolle durch außenstehende Dritte sein. In Österreich ist dies seit Inkrafttreten des Unterbringungsgesetzes am 1.1.1991 durch die Tätigkeit der Patientenanwaltschaft gegeben. Kontrolle bedeutet aber natürlich nicht nur das Beachten der Gesetzeskonformität, sonder auch einen reflektierten und offenen Umgang.

Dazu auch Zeiler (60): „Gewalttätigkeit bedarf der Kontrolle. Falsche Toleranz und Verleugnung können Ausdruck uneingestandener Angst sein und müssen erkannt werden, um der Ausbildung antitherapeutischer Ideologien vorzubeugen.

Tätlichkeiten sind meist vorhersehbar und das Ende einer Eskalationsreihe, die rechtzeitig unterbrochen werden muß.

Drohungen eines Patienten sollten Ernst genommen werden. Sie können ein Hinweis sein auf Überforderung durch therapeutische Ansprüche, auf Angst, Unsicherheit, Enttäuschungs- und Kränkungserlebnisse. Als vieldeutiges Signal bedürfen sie des einfühlenden Verständnisses und müssen als Störung einer zwischenmenschlichen Beziehung aufgefaßt werden. Sie können zugleich der Kontaktsuche wie der Distanzierung dienen."

Milieufaktoren bestimmen den Charakter und den Ausgang von Auseinandersetzungen mit. Unklar verteilte Rollen und Verantwortlichkeiten im Team, widersprüchliche therapeutische Strategien, Verlust der sozialen Distanz zwischen Patient und Personal, hohe Beziehungsdichte auf der Station und eine überaus dichtes therapeutisches Klima können tätliche Konfrontationen begünstigen.

Ein berechenbares, verläßliches und wohlstrukturiertes Milieu, das sich flexibel den Patientenbedürfnissen anpaßt, wirkt dagegen angstmindernd.

Im Kontakt zum Patienten ist die Mitte zu halten zwischen Abwendung, die den Kranken ganz seiner verzerrten inneren Erlebniswelt preisgibt, und überfordernder Fürsorglichkeit.

Einschränkende Maßnahmen müssen dem Patienten erklärt und seinen Mitpatienten verständlich gemacht werden. Mit dem Kranken sollte die Bedeutung tätlicher Auseinandersetzungen besprochen werden, um ihm schrittweise zu einer verbesserten Eigensteuerung zu verhelfen.

Weniger wird es unsere Aufgabe sein, Gewalttätigkeit psychotherapeutisch zu eliminieren, als Gewalt zu ertragen, die sich im Handeln des Patienten und in unserer Antwort darauf manifestiert. (Zeiler) (60)

3.4 Im gesellschaftlichen Bereich – Berichterstattung in den Medien

Von den meisten Spitälern wird die Möglichkeit der Beeinflußung von Öffentlichkeit noch zu wenig genützt. Gerade die Psychiatrie mit ihrer konstanten Präsenz in den Medien könnte davon durchaus profitieren. Generell sollte aber allen Mitarbeitern der verschiedenen medizinischen Disziplinen bewußt sein, daß sie auch im medizinischen Alltag sozusagen vor den Augen der Öffentlichkeit arbeiten.

Wie wichtig die Ansicht der Medien über Themen der Psychiatrie ist, wurde z.B. bei einem Kongreß 1996 über das Bild der Schizophrenie in den Medien erarbeitet. Dabei versuchte der Autor (12), den Beitrag der Printmedien zu erarbeiten.

Noch in den 70er Jahren wurden psychisch Kranke in österreichischen Tageszeitungen als unberechenbar, gefährlich und unverständlich angesehen und ihre Taten wurden zumeist in die Nähe von Schwerkriminalität gerückt. Das Bild des psychisch Kranken in den österreichischen Zeitungen der 70er Jahre war durch folgende Eigenschaften gekennzeichnet (Eichberger,1996)(12):

- Zusammenbruch der Verstandesfunktion
- Verlust der Selbstbeherrschung und
- extrem unpassendes Verhalten.

Wir wissen, daß das Wissen um Schizophrenie in der Bevölkerung äußerst gering ist; es entspricht somit eher einem „Vorurteilswissen“ – und Tageszeitungen bilden letztlich die Vorurteile ihrer Leser ab.

Sie haben dabei wenig Interesse, diese Vorurteile zu ändern; Theoretiker der Massenmedien sprechen ja auch vom „reinforcement“ und davon, daß Zeitungsleser die verschiedenen Berichte unter dem Aspekt der „Minimierung kognitiver Dissonanzen“ lesen.

Dazu Dröge (8), ein Klassiker der publizistischen Vorurteilsforschung: „Die Publizistik ist aktiv an der Stereotypiebildung beteiligt. Stereotypien als antizipierende Vorstellungsmuster generalisierter Form helfen dem Menschen, Urteilsunsicherheiten zu überwinden durch die Prägnanz ihrer typologischen Inhalte, die stark affektbesetzt sind und daher einen hohen Überzeugungsgrad besitzen. Sie wirken in der Wirklichkeitserfahrung selektiv im Sinn von Vor-Urteilsbestätigung. Die Vorstellungen und Urteile werden gleichzeitig rationalisiert. Das verleiht dem Individuum eine erhöhte Verhaltensstabilität und Urteilsicherheit in der Begegnung mit Fremden. Darüber hinaus regulieren sie das Verhalten normativ.“

Ja, Zeitungen entwickeln sogar durch überproportionale Betonung von ablehnenden Bevölkerungshaltungen die Herausbildung eines „Ablehnungsstereotyps“.

Und diese werden vom Kommunikator bewußt eingesetzt, damit seine Aussage „besser ankommt“, wenn er mit so einer Sterotypie das Rezeptionsmuster seiner Aussageempfänger besser trifft. (Dröge) Man spricht also selten von „Schizophrenie“ in den Zeitungen – man spricht von „geisteskrank“ oder „irr“ und erwähnt den Begriff Schizophrenie überhaupt nicht...!

Zusammengefaßt konnte der Autor (Eichberger, 1996)(12) damals nach dem Studium von 6 Jahren Berichterstattung in österreichischen Journalen folgende Thesen zur Berichterstattung über Fälle von „Schizophrenie“, „psychisch Krank“ und/oder „geisteskrank“ aufstellen:

1. Die Berichterstattung in den österreichischen Zeitungen ist – im Vergleich zu den 70er Jahren – differenzierter und „empathischer" geworden.
2. In den für das breite Publikum schreibenden Produkten läßt sich eine unterschiedliche Schreibweise feststellen, je nachdem ob es sich um dramatische, akute Ereignisse oder um – zeitversetzte – Berichte aus dem Gerichtssaal handelt.
3. Bei akuten Fällen kommt es doch immer wieder zu „Rückfällen" in die Schreibweise der 70er-Jahre.

Bei akuten, dramatischen Ereignissen ist die Schreibweise innerhalb von 2 Jahrzehnten praktisch unverändert geblieben! Weiterhin wird Schizophrenie mit unberechenbarer, unvorhersehbarer Aggression und Gewalt assoziiert und als eine „schwere, unheilbare Geisteskrankheit" angesehen. Die Etikettierung der „Irre" und der „Geisteskranke" ist weiterhin üblich.

Allerdings hat sich die Berichterstattung über Schizophrenie in den österreichischen Tageszeitungen im athmosphärischen Bereich in den meisten Fällen doch etwas zum Besseren geändert. Bleibt genügend Zeit zum Recherchieren, dann gibt es in bescheidener Form Diagnosen, Psychopathologie und Epidemiologie und auch eine gewisse Form empathischer Berichterstattung, welche Frauen im Allgemeinen bevorzugt.

Das oben beschriebene Bild der Gesellschaft vom psychisch Kranken ist also doch etwas zu ändern. Allerdings muß man als sozialpsychiatrisch Tätiger auch zugeben, daß die professionellen Helfer die Gesellschaft oft bewußt falsch informieren. Es ist eben nicht korrekt, Gewalttaten psychisch Kranker zu verharmlosen und wissenschaftliche Forschungsergebnisse zu unterdrücken, nur damit das Stigma, welches auf den Kranken lastet, nicht noch schlimmer wird.

Der Autor ist als Psychotherapeut überzeugt, daß nur eine Haltung der konstanten Wahrheitssuche auf diesem schwierigen Terrain Fortschritt bringen kann. Belügt man die Bevölkerung hinsichtlich des Aggressionspotentials psychisch Kranker, dann wird man auch unglaubwürdig, was andere Forschungsergebnisse betrifft und schadet sich letztlich selbst. 2 Jahrzehnte praktizierte Sozialpsychiatrie im Feld haben mich in dieser Auffassung nur bestärkt.

Dies zum Bild der Schizophrenie in den Medien. Da, wie wir weiter oben zeigen konnten, Schizophrenie doch mit einem sehr hohen Gewaltrisiko assoziiert ist, unterliegt auch die Berichterstattung über Gewalt psychisch Kranker ähnlichen Resultaten und Überlegungen.

4. Die Beeinflußung der Häufigkeit von Gewalttaten innerhalb des stationären psychiatrischen Bereichs durch strukturelle Maßnahmen

Ich möchte nun diesen Einzelaspekt hervorheben, weil seine Auswirkungen in einer Dokumentation über Gewalt an unserem Haus sehr gut beobachtet werden konnten:

Wie bereits oben erwähnt, sind oft einfache organisatorische Maßnahmen geeignet, das Gewaltpotential einer psychiatrischen Akutstation zu reduzieren. Im Jahre 1995 kam es an der Niederösterreichischen Landesnervenklinik Gugging zu mehreren bedauerlichen Vorfällen, welche zeigten, daß offensichtlich zwischen einzelnen Patienten und einzelnen Angehörigen des Personals tiefgreifende Differenzen bestanden. Den Kulminationspunkt erreichte diese Entwicklung, als ein Patient, welcher vor etwa 3 Jahrzehnten einen Menschen getötet hatte, im Nachtdienst eine Pistole zückte und den diensthabenden Krankenpfleger bedrohte.

Obwohl letztlich nichts passierte, war allein dieses Geschehen für mich als ärztlichen Leiter doch ein Hinweis, sich mit dem Phänomen von Gewalttätigkeit im eigenen Haus unverzüglich und intensiv beschäftigen zu müssen.

Als erste Maßnahme wurde eine breite öffentliche Diskussion eingeleitet, getreu dem psychotherapeutischen Paradigma, das alleine schon das Ansprechen von tabuierten Themen eine Veränderung einleiten könne.

Sodann wurden Erhebungen über Gewalttaten auf drei Stationen des Hauses durchgeführt, was alleine schon durch die Tatsache der Aufmerksamkeit der Führung eine reflektiertere Haltung bewirkte.

4.1 Erhebung von Gewalt an der LNKL Gugging – Methodik

Im Zeitraum des 4.Quartals 1995 – also von 1.10.bis 31.12.95 – wurden die gewalttägigen Handlungen der Patienten dreier psychiatrischer Stationen des Hauses im Hinblick auf Gewalt gegen Personal und Mitpatienten, gegen sich selbst und auch die Gegenreaktionen des Personals erhoben.

Analog zu den Definitionen bei Steinert konnte das Pflegepersonal dabei selbst entscheiden, was als Aggression zu werten war. Da das Projekt auch unter dem Gesichtspunkt der Arbeitssicherheit lief, war „zumindest die vollständige Erfassung der Fälle mit erfolgter Körperverletzung gewährleistet"

Die Daten wurden dem jeweiligen Protokoll der Krankengeschichten entnommen; die entsprechenden Unterlagen wurden täglich untersucht und die Berichte sogleich mit den Betroffenen diskutiert; die Studie kann somit als eine prospektive betrachtet werden.(Eichberger, 1996)(11)

4.2 Resultate

Das Auftreten gewalttätiger Ereignisse kann der Tabelle 1 entnommen werden:

	Süd (Aufn. 2)	Abt 3 (Langzeit)	Nord (Aufn. 1)
Prävalenz von Gewalt	0,0029	0,0037	0,0045
Durchschnittliche Patientenzahl	42	41	46
Gewalt gegen Personal	11	14	19
Gewalt gegen Mitpatienten	10	10	30
Gewalt gegen sich selbst	8	11	6
Gewalt gegen Sachen	12	nicht erhoben	19
Reaktion des Personal	5	11	19
Diagnosen:			
Psychose	6	4	7
OPS			1
Geistige Behinderung		2	1

Tabelle 1: GEWALT im VERGLEICH – 3 Psychiatrische Stationen 1995

Das erstaunliche Resultat ist zunächst einmal, daß die Prävalenzziffer für alle drei Abteilungen 0,0027 betrug! Im Vergleich dazu lagen die Werte bei der deutschen Studie (Steinert und Mitarbeiter, 1991)(55) um vieles niedriger (siehe Tabelle 2):

Beobachtungs-zeitraum	Bettenzahl	Vorfälle (Gewalt gegen Personal)	durch n Patienten ausgeübt	Prävalenz
Steinert et al. 1 Jahr (87/88)	2243	179 (1,1 pro Patient)	162	0,00024
Eichberger 1. Quartal 1995	178 Auslastung 72,5%	44 (2,1 pro Patient)	21	0,0027

Tabelle 2: VERGLEICH der UNTERSUCHUNG STEINERT et al. – Eigene Erhebung

Dieses für uns erstaunliche Resultat warf mehrere Fragen auf:

Ist der Stil unseres Hauses tatsächlich um etwa den Faktor 10 gewalttätiger als der in vier großen psychiatrischen Anstalten Deutschlands?

Oder ist im Zeitraum von 87 bis Ende 95 die Gewalt als ubiquitäres gesellschaftliches Phänomen so sehr angestiegen?

Oder ist die Selbstdefinition von Gewalt (in der deutschen Studie eine vorgegebene Falldefinition) in unserem Haus so, daß sie auch die Fälle „leichterer Gewalt" umfaßt, welche nicht unbedingt zu Verletzungen des Personals führen? Entspricht also der Faktor 10 einer durch die Methode der Erhebung bedingten Größe?

Aus anderen Studien ist nämlich bekannt, daß prospektive Erhebungen einen 5-6 mal höheren Faktor ergeben, weil viele Fälle von „banaler Gewalt" für das Personal so gewohnt und bagatellartig sind, daß sie nicht einmal mehr in den Beobachtungsbogen eingetragen werden.

Wir konnten diese Frage nicht lösen; eine mögliche Erklärung ist vielleicht die, daß in unserer Studie drei uns wichtige Stationen willkürlich herausgegriffen worden sind – die angegliederten Abteilungen für chronische Patienten waren in die Beobachtung nicht eingeschlossen – und in der deutschen Studie alle Abteilungen der vier Krankenhäuser ausgewertet worden waren!

Darüber hinaus wollen wir ein uns überraschendes Resultat der gegenwärtigen Erhebung nicht übergehen.

Unsere Erhebung zeigt einen deutlichen Unterschied zwischen den Stationen „Süd" und „Nord". Dieser Unterschied ist erstaunlich, weil beide Stationen in der Konzeption unseres Hauses als Aufnahmestationen je eine – in etwa gleich große Hälfte unseres Einzugsgebietes versorgen und sich in ihrer Struktur und in ihrer personelle Zusammensetzung völlig gleichen.

Die beiden Aufnahmestationen verfügen jeweils über einen geschlossenen (je 12 Männer und Frauen, insgesamt also 24 Plätze) und einen offenen (43 Plätze) Bereich.

Die 3.psychiatrische Abteilung betreute zum Zeitpunkt der Erhebung lediglich Langzeitpatienten, meistens so schwere Fälle, daß ihre Integration oft ein Ding der Unmöglichkeit war, hatte aber im Gegensatz zu den beiden Aufnahmestationen ein relativ konstantes Klientel.

Die beiden Aufnahmestationen werden psychotherapeutisch und sozialpsychiatrisch geführt, wobei die Mitarbeiter reichlich Supervision und psychotherapeutische Weiterbildung absolvieren, und der Stil ein äußerst liberaler und auf den Patienten in hohem Maße eingehender ist.

Der Unterschied im Personalverhalten konnte für die Unterschiede in der Zahl der Gewalthandlungen, welcher gleichermaßen nicht nur die Gewalt der Patienten gegen das Personal, sondern auch die Gegengewalt von diesem und auch die Gewalt der Patienten gegenüber den Mitpatienten betrifft, nicht herangezogen werden.

Eher mußten strukturelle Unterschiede als Ursache angenommen werden.

Die Diskussionen in der Phase der intensiven Beschäftigung führten dazu, daß das Personal der Aufnahmeabteilung Süd von sich aus versuchte, eine partielle Öffnung der geschlossenen Station durchzuführen. Letztlich wurde nicht mehr als eine Türe geöffnet, von welcher aus man den zentralen Teil der Akutstation betreten konnte.

Die Öffnung fiel – tatsächlich unbeabsichtigt – in die Phase des Erhebungszeitraumes unserer Studie und bot somit einen direkten experimentellen Vergleich zwischen den beiden Aufnahmeabteilungen, wie sehr strukturelle Gegebenheiten auf das gewalttätige Handeln von Personen – Patienten gleichermaßen wie Personal – Einfluß haben könnten.

Eine zusätzliche Erschwernis, unter der die erste psychiatrische Aufnahmestation (Nord) damals litt, ist noch heute (September 99) ein strukturelles Faktum:

Zu ihrem Einzugsgebiet gehören auch zwei große Heime für geistig Behinderte, welche bei psychotischen Exacerbationen immer wieder in die Abteilung zurücküberwiesen werden; für diese Patienten, für welche im Rahmen einer liberal geführten, offenen Erwachsenenpsychiatrie wenig Möglichkeiten zu finden sind, ist das Einsperren in einem kleinen „Akutbereich" (je 12 Plätze für Männer und Frauen, durch einen Korridor miteinander verbunden) eine arge Belastung, welche immer wieder zu Spannungen führt.

Ich glaube, daß die erhobenen Zahlen eine eindeutige Sprache sprechen.

2 ansonsten idente Stationen unterscheiden sich lediglich in ihrem durchschnittlichen Belag und in einer geringfügigen Unterschiedlichkeit des Klientel, sowie in ihrer Haltung zur Öffnung des geschlossenen Akutbereiches.

Das Resultat ist ein deutlicher Unterschied in der Zahl gewalttätiger Auseinandersetzungen zwischen Patienten – Mitpatienten und Personal, welcher sich auf allen Ebenen – Gewalt gegen das Personal, untereinander, und Gegenreaktion des Personals – zeigt.

Die Schlußfolgerung, welche die Führung des Krankenhauses ganz offensichtlich aus diesem Ergebnis ziehen mußte, war Folgende:

Abseits aller psychotherapeutischen Qualifikationen, welche gerade in unserem Hause reichlichst gegeben sind, ist es doch so, daß strukturelle Systemzusammenhänge einen entscheidenden Einfluß auf das Management psychiatrischer Anstalten ausüben:

Die Tatsache des Vorhandenseins von großen Behindertenheimen im Einzugsbereich der Aufnahmeabteilung Nord ist ein Faktum, welches mit noch so großem therapeutischen Können nur schwer innerhalb der gegebenen Strukuren auszugleichen ist.

Auch die Auslastung einer Station ist ein wesentlicher Faktor für das Entstehen von Gewalt. Wobei man hier allerdings festhalten kann, daß beide Stationen durchschnittlich sicher nicht als „überfüllt“ bezeichnet werden können, weil Auslastungen unter 70% als eine, im Allgemeinen lockere Besetzung einer Station gelten können. Allerdings ist der geschlossene Bereich mit seinen insgesamt 24 Betten im Allgemeinen wesentlich mehr frequentiert.

Somit bleibt als – vielleicht wesentlichste Erkenntnis der vorliegenden Erhebung die Tatsache, daß psychiatrische Patienten (auch wenn deren Führung den Regeln des österreichischen Unterbringungsgesetzes genügt) in einer offen geführten Stationsathmospäre ganz offensichtlich weniger Anlaß finden, zu aggressiven Reaktionen Zuflucht suchen zu müssen.

Unsere Erhebung ist somit vielleicht auch ein Beitrag zur Einsicht, daß in der Gesundheitspolitik und in der Führung großer Krankenhäuser die Leistung des einzelnen Mitarbeiters, so qualifiziert er auch immer sein mag, möglicherweise gegenüber strukturellen Gegebenheiten an Gewicht verlieren kann.

So formulierte schon William Battie, 1704-1776, St.Luke´s Hospital: „Management did much more than medicine“

4.3 Diskussion

Vor dem Hintergrund einer Zunahme von Gewaltphänomenen – vor allem in den USA – und einer auch im deutschsprachigen Raum zunehmenden Beschäftigung mit Gewaltphänomenen in der wissenschaftlichen Literatur wurden zunächst die unterschiedlichen Ansichten dargestellt.

Der Autor weist mit Finzen auf die Doppelfunktion der Psychiatrie hin: helfende und Ordnungsfunktion machen es notwendig, einerseits therapeutisch zu agieren, andererseits in Einzelfällen Gewalt anzuwenden. Keine andere medizinische Disziplin ist dieser Spannung auf Seiten der Therapeuten ausgesetzt. Auch das neue versorgungspolitische Paradigma „Psychiatrie ans Allgemeine Krankenhaus“ wird – soferne solche an ein Allgemeinkrankenhaus angegliederte Einrichtungen eine Vollversorgung anbieten wollen – und können – wird von dieser Forderung – Therapie vs. Kontrolle – nicht verschont werden.

Therapeutische Gegenübertragungsreaktionen wie die im Editorial der „Sozialpsychiatrischen Informationen 4/90“ weisen darauf hin, wie schwierig es ist, sich zu dieser grundlegenden Funktion der Psychiatrie zu bekennen. Solange Therapeuten tatsächlich der Meinung sind, sie täten ihren Patienten „alltäglich Gewalt an“, wäre tatsächlich der Rückzug dieser Therapeuten von der Therapie die optimalste Lösung. Rückzug nicht im Sinn von Aufkündigung der Tätigkeit, aber wohl im Sinne einer supervisorisch erfüllten Distanz und Nachdenkphase.

Die Zitate der – nunmehr schon reichlichen – Literatur über Gewalt können an der berühmten Studie von Böker und Häfner nicht vorbei. Es soll aber wahrgenommen werden, daß Böker und Häfner sehr wohl ein höheres Risiko zu Gewalttaten bei schizophrenen Menschen beobachten konnten, und dies in Nachfolgestudien (1993) auch ausdrücklich bestätigt wurde.

Es soll an dieser Stelle die Wichtigkeit der Medien hervorgehoben werden: solange die Therapeuten hinsichtlich der psychiatrischen Wirklichkeit nicht zu einem Minimalkonsens kommen können, kann es den Printmedien und anderen nicht verübelt werden, wenn ihre Schreibweise immer noch bei akuten Fällen – so wie vor 20 Jahren – nicht nur höchst undifferenziert ist, sondern auch auf differenzierte Besonderheiten der Erkenntnis keine Rücksicht nimmt.

Dabei weisen neuere Studien – wobei der Autor hier besonders die Publikationen von T.Steinert und von angloamerikanischen Autoren beachtet hat – deutlich auf das erhöhte Gewaltpotential von Patienten mit psychischen Erkrankungen hin. Sie weisen auch darauf hin, daß Ärzte und Psychologen bei weitem häufiger zu Opfern werden, als man dies früher dachte und daß die „überwiegende Zahl aggressiver Delikte im öffentlichen Raum“ stattfand.

Ganz kurz wurde auch auf Ergebnisse der Aggressionsforschung eingegangen, wobei psychoanalytische Forschungsergebnisse besonders hervorgehoben wurden. Der Autor ist mit Eissler der Ansicht, daß man das Freudsche Todestriebskonzept nicht gänzlich mißachten sollte und doch auf die dahinterstehende Wucht der Erklärung mit ihrer durchaus spirituellen Komponente eingehen sollte. Die verschiedenen Theorien zur Entstehung aggressiven Verhaltens stellen letztlich die Ergebnisse der Humanethologie, basierend auch auf der Primatenforschung, doch auch wieder den neueren analytischen Theorien gegenüber, wie sie z.B. bei Mentzos zu finden sind.

Nicht zu vergessen sind die soziologischen Erklärungsmodelle, vor allem der von Galtung entwickelte Begriff der „strukturellen Gewalt“. Für die Psychiatrie hat dieser Begriff einen besonders hohen Erklärungswert entwickelt.

Im Hinblick auf die Bedeutung für die Psychiatrie ist vor allem die Wertigkeit von Ausbildung und Supervision für den einzelnen Mitarbeiter zu sehen. Auch strukturelle Momente wie Personalzahl, Patientendichte, Raumstruktur und vor allem der therapeutische Stil eines Teams beeinflußen das Patientenverhalten ganz wesentlich und führen auch, wie ich in der kleinen Vergleichsstudie über Gewalt auf zwei psychiatrischen Aufnahmestationen zeigen konnte, zu deutlichen Unterschieden im Auftreten von Gewalt.

Das berühmte Zitat von William Battie gilt somit immer noch:

„Management did much more than medicine“ (Battie, 1704-1776).

5. Zusammenfassung

Unser Überblick über „Gewalt in der Psychiatrie“ hat sich – ausgehend von den Erfahrungen einer mehr custodial ausgericheten Anstaltspsychiatrie dem Umgang mit Gewaltphänomenen einer sozialpsychiatrisch-psychotherapeutisch ausgerichteten Psychiatrie gewidmet und ist zu dem Ergebnis gekommen, daß die Qualitätssteigerung auf diesem Gebiet offensichtlich von einer Einflußnahme auf mehreren Ebenen abhängt.

Der Ebene der persönlichen Kompetenz des einzelnen Mitarbeiters, welche durch Ausbildung, psychotherapeutische Selbsterfahrung und Supervision erhöht werden kann und der Ebene struktureller Gegebenheiten und Veränderungen.

Letztlich werden beide Ebenen interdependent aufeinander einwirken müssen; auch noch so hervorragende Krankenhausstrukturen werden nichts daran ändern können, daß Menschen mit einer je spezifischen Gegenübertragung mit einzelnen Patienten nicht werden arbeiten können. Und noch so gute Therapeuten werden hilflos sein, wenn sie in Strukturen arbeiten müssen, wo die Spannung und aggressive Gereiztheit der Patienten gegeneinander ein Ausmaß angenommen hat, daß ein wirklich therapeutisches Klima nicht mehr gegeben ist.

Ebenso wird eine Qualitätssteigerung aber auch von der öffentlichen Repräsentanz eines psychiatrischen Krankenhauses oder einer psychiatrischen Abteilung abhängen und damit von den Ansichten, welche in der Medienlandschaft einer Gesellschaft über ihre Psychiatrie vorliegen.

Negative Etiketten hängen oft unverrückbar und unbeirrbar an einzelnen Häusern – und es wird lange dauern, bis sozusagen „neue Vorurteile“ aufgebaut werden können. Sicher wird das Problem nicht so gelöst werden können, daß jede Form von stationärer Psychiatrie aufgegeben wird; aber z.B. könnte das Paradigma von der Verschiebung psychiatrischer Abteilungen an Allgemeinkrankenhäuser mit einer stärkeren Verzahnung auch der Reste der klassischen Anstaltspsychiatrie mit internen Abteilungen oder allgemeinen Krankenhäusern der Umgebung doch auch einen Einfluß auf das Bild von Psychiatrie haben, welches sich an der Jahrtausendwende herauskristallisieren wird.

In jedem Fall sind strukturelle Momente als ganz wesentlicher Faktor für das Entstehen von Gewalt zu betrachten. Versorgungsstrukturen moderner Art – in der österreichischen Delphi-Studie, einem Versuch zukünftige Strukturen des Gesundheitswesens durch Interviewzusammenstellungen von Schlüsselpersonen zu erheben, sprach man vom „virtuellen Krankenhaus“ – werden im beginnenden dritten Jahrtausend sicher zu gravierenden Änderungen in der psychiatrischen Versorgung führen. Vieles von dem, was man bislang hauptsächlich in den großen psychiatrischen Anstalten beobachten konnte, wird man nun extramural erleben können – und es wird eine Frage an kommende Generationen sein, wie sehr sie – und vor allem, wie bewußt, tolerant und auch reflektierend – sie mit den Phänomenen störendes Verhaltens, insbesondere dem Auftreten von Gewalt umgehen können.

6. Literatur:

1 Aiken-G.J.M.: Assaults on staff in a locked ward: Prediction and consequence. Med.-Sci-Law. 24/3 (1984): 199-207

2 Bandura, A.: Aggression – Eine sozial lerntheoretische Analyse. Klett-Cotta, Stuttgart 1979

3 Basaglia: Die negierte Institution. Suhrkamp, Frankfurt, 1972

4 Böker, F. et al.: Hintergründe aggressiver Handlungen schizophrener Patienten. Krankenhauspsychiatrie 4 (1993): 169-172

5 Böker, W. Häfner, H.: Gewalttaten Geistesgestörter. Eine psychiatrisch-epidemiologische Untersuchung in der Bundesrepublik Deutschland. Springer, Berlin 1993

6 Bourdieu, P. und J.C.Passeron: Grundlagen einer Theorie der symbolischen Gewalt. Frankfurt, Suhrkamp, 1973

7 Dollard,J. et al.: Frustration and Aggression. Yale University Press, New Haven 1939

8 Dröge, F.W.: Publizistik und Vorurteil. Dialog 4, Regensberg-Münster, 1967

9 Dröscher V.: Spielregeln der Macht im Tierreich. Goldmann 1992

10 Elliot, L.: Hunting Humans, Pocket books, Symon & Schuster, New York 1988

11 Eichberger, G.: Die Ausübung von Gewalt in der Psychiatrie. Weltkongreß für Psychotherapie, Wien, Juli 1996

12 Eichberger, G.: Schizophrenie in den Printmedien, unveröffentlichter Vortrag

13 Eissler, K.R.: Todestrieb, Ambivalenz, Narzißmus. Geist und Psyche. Fischer 1992

14 Eronen, M. et al.: Mental disorders and homicidal behavior in Finland. Arch.Gen.Psychiatry 53 (1996): 497-501

15 Ernst, K.: Praktische Klinikpsychiatrie. Springer Berlin Heidelberg New York 1981

16 Faust, V. et al.: Aggressionen bei psychischen Störungen – Diagnose und Therapie, Teil 1. Krankenhauspsychiatrie 3 (1998): 116-119

17 Ferris, L.E. et al.: Risk Assessments for Acute Violence to Third Parties: A Review of the Literature. Can.J.Psychiatry. Vol.42, 1997 (1051-1060)

18 Finzen, A.: Psychiatrie zwischen Hilfe und Gewalt. Sozialpsychiatrische Informationen 4/90 29-33
19 Flannery, R.B. et al.: Characteristics of violent versus nonviolent patients with schizophrenia. Psychiatric Quaterly. 1998; 69/2 (83-93)
20 Forster, R. J.M.Pelikan: Gewalt im Alltag der Psychiatrie. Österr.Zeitschr. für Soziologie 2/8; 58-72
21 Freud, S.: Jenseits des Lustprinzips. Ges.W.1920
22 Freud, S.: Das Unbehagen in der Kultur. Ges.W.1930
23 Fritz, U. et al.: Gewalt in der Psychiatrie – Evaluation der Fixierungsdokumentation in einem psychiatrischen Krankenhaus. Psychiatrische Praxis 5 (1991): 162-166
24 Fromm, E.: Anatomie der menschlichen Destruktivität. Deutsche Verlagsanstalt, Stuttgart 1974
25 Galtung, J.: Gewalt, Frieden und Friedensforschung. In: Ders.: Strukturelle Gewalt. Beiträge zur Friedens- und Konfliktforschung. Rowohlt, 1975: 7-36
26 Grainger, C.: Staff safety in psychiatric hospitals. J.of Occup. Health. Saf.Austrialia, NewZealand 9/2 (153-159) (1993
27 Habermas, J.: Technik und Wissenschaft als Ideologie. Frankfurt, Suhrkamp, 1968
28 Hodgins, S: Mental disorders, intellectual deficiency and crime. Evidence from a birth cohort. Arch.Gen.Psychiatry 49 (1992): 476-483
29 Huber, G. et al.: Schizophrenie. Eine verlaufs- und sozialpsychiatrische Langzeitstudie. Monographien aus dem Gesamtgebiet der Psychiatrie. Bd 21, Springer Berlin, Heidelberg, New York 1979
30 Hubschmid, T.: Erfahrungen im Umgang mit Gewalttätigkeit in der psychiatrischen Klinik. Psychiatrische Praxis 23/1 (1996): 26-28
31 Huggler, P. und U.Stadler: Gewalt. Kulturelle Formen in Geschichte und Gegenwart. Unionsverlag – Zürich, 1995
32 Jannssen, P.L.: Integrative analytisch-psychotherapeutische Krankenhausbehandlung. Forum d.Psychoanalyse 1 (1985):293
33 Janovsky, J.S. et al.: Psychiatrists`Accuracy in Predicting Violent Behavior on an Inpatient Unit. Hospital and Community, Vol.39 (1988), No.10 (1090-1094)
34 J.American Med.Assoc. Vol. 280 (5) 439-442, Editorial
35 Joy, D.S.: The maintenance of order on an adolescent inpatient unit: an analysis of word on the evening shift. Psychiatry 44 (1981) 253-262
36 Klassen, D. and O`Connor. A prospective study of predictors of violence in adult male mental health admissions. Law-Human-Behaviour 12/2 (1988): 143-158

37 Kisker, K.P.: „Team"-Erfahrungen mit einer problematischen therapeutischen Interaktionsfigur in der Psychiatrie. Psychiatr.Praxis 5 (1988): 149-154
38 Kornadt, H.J.: Grundzüge einer Motivationstheorie der Aggression. In: Hilke, R., Kempf, W.: Aggression. Huber Bern, 1982
39 Knoll, M.: Über den Ursprung der Gewalt in der Psychiatrie – Ein Beitrag zur double-bind-Wut Psychiatr.Praxis 4(1985): 116-123
40 Lamberg: Mental Illness and Violent Acts: Protecting the Patient and the Public. J.Am.Med.Ass. 280(1998): 407-408
41 Lindquist, P. Allebeck, P.: Schizophrenia and crime. Br.J.Psychiatry 157 (1990) 157(3): 345-350
42 Lorenz, K.: Das sogenannte Böse. Zur Naturgeschichte der Aggression. Borotha-Schoeler, Wien, 1963
43 Marcuse, H.: Triebstruktur und Gesellschaft. Frankfurt, Suhrkamp 1965
44 Medicus, G.: Humanethologische Aspekte der Aggression. In: Aggression im Umfeld psychischer Erkrankungen: Ursachen, Folgen und Behandlung. VIII.Forum Psychiatrie Linz-Salzburg, 1993, Edition pro mente
45 Mentzos, St.: Neurotische Konfliktverarbeitung. Geist und Psyche. Fischer 1996
46 Oswald, H.: Interaktion. In: Lenzen D. (Hrsg): Pädagogische Grundbegriffe – Band 1: Aggression bis Interdisziplinärität. Stuttgart, 1983
47 Reimer, F.: Gewalttaten in Psychiatrischen Krankenhäusern. Eine Umfrage. Spektrum 1 (1987): 29
48 Rice, M.E. et al: Violence in institutions. Hogrefe & Huber Publishers. Toronto-Göttingen-Stuttgart 1989
49 Richter, H.E.: Die Epidemie der Gewalt. RoRoRo, Hamburg, 1993
50 Ruckstuhl, U.: Einspruch 10. Thesen gegen Neuroleptika. PMS Aktuell 3/88: 29-33
51 Sandberg et al.: Characteristics of psychiatric inpatients who stalk, threaten, or harass hospital staff after discharge. Am.J.Psychiatry, 1998; 155/8 (1102-1105)
52 Sozialpsychiatrische Informationen 4/90, Editorial
53 Steinert, T., Aggression bei psychisch Kranken. Enke, Stuttgart, 1955
54 Steinert, T.: Gewalttätige Patienten. Nervenarzt 66 (1995): 207-211
55 Steinert, T.: Schizophrenie und Gewalttätigkeit: epidemiologische, forensische und klinische Aspekte. Fortschr.Neur.Psychiat.66(1998): 391-401
56 Steinert, T. et al.: Aggressionen psychiatrischer Patienten in der Klinik. Psychiatr.Praxis 5(1991): 155-161
57 Steinert, T. Wolfersdorf M.: Aggression und Autoaggression. Psychiatr. Praxis 1(1993): 1-8

58 Swanson et al.: Violence and psychiatric disorders in the community: evidence from the epidemiologic catchement area surveys. Hosp.Community Psychiatry 41 (1990): 101-136

59 Tardiff et al.: Assaultive behaviour among chronic inpatients. Am. J. Psychiatriy 139 (1982): 212-215

60 Zeiler, J.: Der aggressive Patient – Anmerkungen zur Sozialpsychologie der Gewalt. Psychiatrische Praxis 4 (1993): 130-135

Heilungsprozesse als Kommunikationsprozesse

Die Bedeutung von Kommunikation in Krankheitsursache, Diagnose und Heilung indigener medizinischer Systeme

Despina Hojjat-Apostolidis

Inhaltsverzeichnis

Einleitung 56
Therapeutischer Pluralismus – eine Realität der Gegenwart 57
Heilerpersönlichkeiten 58
Funktion und Stellenwert der Kommunikation in medizinischen Systemen mit religiösem Inhalt. 64
Strafende Gottheiten als Krankheitserreger 68
Gestörte Harmonie im gesellschaftlichen Zusammenleben als Ursache von Krankheit 72
Schadenzauber und der „böse Blick“ 73
Die Bedeutung von Kommunikation für die Erstellung der Diagnose 76
Wahrsagekunst und Orakel als diagnostisches Verfahren zur Aufhebung gesellschaftlicher Konflikte 79
Kommunikation in der Schulmedizin 81
Traditionelles Heilen mit Hilfe von Kommunikation, Symbolen und Ritualen 85
Die stärkende Wechselbeziehung zwischen Heiler, Patient und Gemeinschaft als eine der wirkungsvollsten Komponenten im Heilungsritual 88
Heilung durch gemeinsame Trancezustände mittels Musik und Trance 90
Schlußwort 93
Literaturverzeichnis 94

Abstract

Native medical systems, also called indigene or syncretic, are characterised by being the oldest medical systems, usually with religious issues, and having an oral tradition.

In this tradition, the sickness of a person is interpreted as a symptom for the whole social group. Therefore the origin of the sickness is usually sought within the social interactions of the person. As soon as the diagnosis shows the reason of the sickness, the efforts for his/her healing begin.

The communicative interaction of the patient with the healer, the family and the social community is very intensive in order to solve the conflict which causes the sickness.

Through this communication the patient learns to cope better with this new unpleasant situation, because the sickness becomes socially accepted. The person is supported in its effort not only from the living community, but also from the transcendent ancestry.

The oracle or other diagnostic methods are used in order to find out the problem, and healing rituals and ceremonies help to restore the harmony within the community of gods, of people and of the patient's feelings. The success of the native healing methods is great, because they are always linked to their own philosophy of life.

The western biomedical system has a completely different point of view, in which there is almost no space to view the patient as a whole human being.

Einleitung

Jede menschliche Gesellschaft hat ihr eigenes medizinisches System entwickelt. Diese Entwicklung hängt sehr stark mit geographischen, politischen, sozialen, wirtschaftlichen, technologischen und anderen Gegebenheiten zusammen und hat somit keinen statischen sondern einen deutlich dynamischen Charakter. Bestimmte Akzentuierungen hängen mit der Frage zusammen, ob sie mündlich oder schriftlich tradiert sind.

Die ältesten medizinischen Systeme der Menschheit, die man auch als indigen, autochton, traditionell etc. bezeichnet, sind mündlich tradierte Heilungskonzepte meistens mit religiösen Glaubensinhalten.

Medizinanthropologische Forschungen unternehmen vermehrt den Versuch dieses kostbare Wissen zu erkunden und zu verstehen. Der deutlichste Unterschied dieser Heilsysteme gegenüber den anderen ist, daß der Ursprung der Erkrankung und dessen Therapiemöglichkeiten „außerhalb“ und nicht „innerhalb“ des Körpers gesucht werden. Äußere Symptomerscheinungen werden auf soziale oder transzendente Ursachen zurückgeführt.

Sekuläre und schriftlich tradierte Systeme sind, außer der naturwissenschaftlichen Biomedizin, u.a. die indische Ayuverda, die moslemische Unani, die humorale Medizin Lateinamerikas und der Philippinen, die japanische „kanpoi“, die tibetische und die chinesische Medizin sowie das „galenische“ Medizinsystem griechisch – arabischen Ursprungs.

Bei diesen geht es nicht ausschließlich aber hauptsächlich um „innere“ physiologische Zusammenhänge, die für Diagnose und Therapie von Bedeutung sind, wobei die Prevention eine zentrale Rolle spielt.

Die europäisch – amerikanische Biomedizin unterscheidet sich sehr stark von den oben genannten Heilkonzepten, weil sie ihre Perspektive „des distanzierten ärztlichen Blicks“ auf der Grundlage des anatomisch analysierten Körpers aufbaut. Sie betrachtet nicht nur den Patienten sondern auch jeden noch so kleinen Teil seines Körpers als ein zu untersuchendes Objekt und erhebt den Anspruch, so wie kein anderes Denksystem, „objektiv“ und allgemeingültig zu sein. Sie geht davon aus, daß **jede** Krankheit faktisch faßbar und universell gültig sei.

Diese Vorgehensweise der Biomedizin hat mit Sicherheit wichtige Antworten bezüglich der „Funktion“ des menschlichen Körpers liefern können. Aber nicht die Krankheit zu „eliminieren“, sondern den Patienten zu heilen, sollte ihre eigentliche Aufgabe sein und dazu bedarf es sehr viel mehr als der Wiederherstellung des „Normalzustandes“.

Unweigerlich drängt sich in diesem Zusammenhang die Frage auf, was ist „normal“? Wer, wo, wie, wann, warum definiert diesen „Zustand“? Ist nicht deutlich zu erkennen, daß der Anspruch etwas als „normal“ definieren zu wollen, auch kulturell bedingt ist und somit unmöglich universell gültig sein kann?

Therapeutischer Pluralismus; eine Realität der Gegenwart

Gegenwärtig dürfte jede menschliche Gesellschaft durch Kulturkontakte beeinflußt worden sein, so daß die Koexistenz vieler verschiedener Weltanschauungen auch innerhalb einer Gesellschaft niemanden mehr verwundert. Die Koexistenz widersprüchlicher heilkundiger Konzeptsysteme spiegelt dies wider.

Vorstellungen vom Wesen des Menschen und seiner Stellung im Universum, so wie gesellschaftliche Konzepte über das Zusammenleben der Menschen in Gemeinschaften, sind integrierter Bestandteil von Weltanschauungen.

Es überrascht nicht, daß innerhalb ein und derselben Weltanschauung jeweils ein inniger Zusammenhang zwischen den medizinisch – anthropologischen Konzepten von der Verursachung, Eigenart, Vorbeugung und Behandlung von Erkrankungen des Organismus und Krisen in der Gesellschaft besteht.

In diesem Zusammenhang gilt es noch einmal auf die wohl bekannte Erscheinung hinzuweisen, daß unterschiedlich konzeptualisierte Heilsysteme nicht nur unterschiedlich mit ein und derselben Erkrankung des Organismus verfahren, sondern vielfach verschiedene physiologische Phänomene als „Kranksein“ definieren und somit von anderen Systemen abweichende Symptomgruppen zusammenfassen und als Krankheit erkennen.

Wie schon früher erwähnt, sind medizinische Systeme auch keineswegs statisch, sondern befinden sich in einem fortwährendem Wandel, was ihre Konzepte, aber auch ihre Therapieformen angeht.

Dieser konzeptuelle Wandel und der sich wandelnde Einfluß verschiedener medizinischer Systeme spiegeln deutlich die Veränderungen sozialer, ökonomischer und politischer Einflußgrößen wider.

So lassen sich beispielsweise im zeitgenössischen Afrika neue volksmedizinische Formen von synkretischen Charakter beobachten, die Elemente sowohl traditioneller als auch moderner Medizin verbinden.

Die Schulmedizin kann die vollständige, flächendeckende Versorgung der Bevölkerung in Afrika gar nicht sicherstellen, sondern bleibt überwiegend auf städtische Gebiete beschränkt. In ländlichen Gebieten stellt sie eine rundimäntere Versorgung zur Verfügung.

Da es viele verschiedene Nationen, Ethnien, Kulturen und medizinische Systeme gibt, müssen auch die Lösungen in lokalen, nationalen oder regionalen Zusammenhängen gefunden werden.

Die biomedizinische Wissenschaft hat auch in Afrika ihren festen Platz, aber ihr Deutungsgehalt ist nicht in jedem kulturellen Kontext der gleiche.

Gesellschaftliche Klassenzusammensetzung, Verhaltensweisen, Ethik und vorhandene Ressourcen differenzieren in unterschiedlichen Ländern.

Heilerpersönlichkeiten

Es ist ebenfalls sehr schwierig, allgemeine Merkmale und Eigenschaften von Heilerpersönlichkeiten zu definieren, da ihre Aufgaben und Handlungen von dem nosologischen System einer Kultur abhängen und mit der jeweiligen kognitiven Auffassung vom Wesen des Menschen in der Welt verbunden sind.

Die Heilkundigen sind auf sehr unterschiedliche Bereiche spezialisiert und zeigen auch innerhalb eines Bereiches verschiedene Vorgehensweisen und Techniken auf, da auch diese von den regionalen Besonderheiten abhängen.

Es ist aber keine Spezialisierung im Sinne der naturwissenschaftlichen Medizin, wo man Experten für bestimmte Organe, Krankheitserscheinungen oder Techniken vorfindet. Die Unterteilung der Heilkundigen bei den Naturvölkern ist ganz anderer Natur.

Es gibt zwar auch solche mit naturwissenschaftlichem Erfahrungswissen, z.B. in medikamentöser Therapie oder Wundheilkunde, aber deren Tätigkeit wird nicht als besonders wichtig angesehen, weil sie nicht die Fähigkeit (das „Charisma“) besitzen, den *Ursprung* der Krankheit zu erkennen und zu beseitigen. Die bloße Beseitigung der Symptome einer Krankheit wird bei den Naturvölkern längst noch nicht als Heilung betrachtet.

Den Ursprung der Krankheit können nur jene Heilkundige erkennen und heilen, die sich im Rahmen der magisch – religiösen Tradition ihrer Gemeinschaft bewegen; mit Hilfe von Orakeln und den damit verbundenen heiligen Texten versuchen sie, die Ursache der Störung zu klären und so die angemessene Therapie anzuzeigen.

Sie sind natürlich gute Kenner der Religion und Tradition ihrer Gemeinschaft, teilen als aktive Mitglieder ihrer Gruppe dieselbe Weltanschauung und operieren mit Mitteln und Symbolen, die für alle verständlich und hilfreich sind.

Sie haben die Fähigkeit das zu „sehen", was gewöhnliche Menschen nicht können; z.B. vermögen sie mit Geistern zu sprechen, mit ihnen zu paktieren oder sie auszutreiben.

Sie unternehmen Reisen in die „andere Welt", um die entflohene Seele aufzufinden und zurückzubringen (Schamanismus).

Die „inspirierten" Medien dienen dem Geist bzw. der Gottheit vorübergehend als Sitz oder Sprachrohr, so daß sie Wesen und Ursache der Krankheit offenbaren und Heilung herbeiführen können.

Demnach sei Aufgabe des *Diagnostikers* die Erkenntnis, ob die Krankheit eines Patienten eine göttliche Mahnung oder Strafe ist, ob sie aus dem Wunsch einer niedrigen Gottheit entspringt oder die Tat eines übelwollenden menschlichen Hexers oder Zauberers ist.

Weiters muß er ausfindig machen, welche konkrete Macht (Gottheit oder Person) verantwortlich ist, durch welche Ursachen, unter welchen Umständen und in welcher Form das Unheil eingetreten ist und wie es wieder behoben werden kann.

Diese Einsicht in die göttliche Ordnung erfolgt normalerweise nicht mit streng rationalen, sondern mit magisch – religiösen Mitteln. Auch wenn beispielsweise die Übertretung eines göttlichen Gebots klar als Ursache erkannt ist, sucht der „Diagnostiker" gewöhnlich nach einem bestätigenden göttlichen Zeichen.

Das visionäre „Sehen" ist die besondere Fähigkeit, aus dem weltlichen Dasein auszutreten, um göttliche Botschaften zu erhalten.

Dies geschieht im Zuge ekstatischer Zustände oder Intuitionen, die durch bestimmte, kulturell festgelegte Handlungen induziert werden, oder sogar in Träumen.

Zum Beispiel „sehen" die *h'iloletik* der Maya im Hochland von Süd-Mexico unter anderem dadurch, daß sie dem Patienten den Puls fühlen; es handelt sich aber nicht um einen medizinisch-diagnostischen Vorgang, sondern um ein „Einsehen" der übersinnlichen Konstellationen von Gottheiten, Kräften und Menschen.

In dieser Kultur kommt es vor allem darauf an, von den Gottheiten, die für das irdische Geschehen verantwortlich gemacht werden, *Informationen* über die Ursache von Erkrankungen zu erhalten.

Dieses Vorhaben kann auf verschiedene Weisen herbeigeführt werden, von induzierten besonderen Seelenzuständen (Besessenheit, Ekstase etc.) über die Benützung von menschlichen (und tierischen) Medien bis zum Werfen von Knochenstückchen, Hölzchen, Steinchen etc., deren Lage nach einem vorgegebenen Schlüssel gedeutet wird (Orakel).

Der „Seher" wie der „Orakelsteller" sind grundsätzlich beide *Divinatoren* – Vorausseher von Ereignissen – wenn auch unterschiedlicher Art.

Ein Beispiel für die Verschiedenartigkeit unter den Divinatoren oder Wahrsagern sind z.B. die entsprechenden Spezialisten des Volkes Xhosa in Afrika:

Der *igqira lokuvumisa* ist Diagnostiker psychosomatischer Krankheiten und sozialer Übel, der allerdings die Behandlung dieser Schäden anderen überläßt.

Der *igqira lokumbulala* ist der Gräber, der Schadenzauber aus Verstecken zum Vorschein bringt und der *igqira elinukavo* arbeitet mit der Nase und riecht Schadenzauber, Hexen und andere Verbrecher.

Die *amagqira emilozi* sind Ventriloquisten, d.h. sie übermitteln die Stimmen der Ahnen. Der *umpiseli* ist der Räucherer, der mit dem Rauch von Kräutern böse Geister bannt und gute Kräfte stärkt und der *umkangeli* ist Seher und Prophet kommender Ereignisse.

Es gibt auch die *amaggira wamathambo*, die Knochen werfen, neuerdings solche, die Karten legen oder das Orakel im Spiegel befragen, und natürlich den Lehrmeister *umtwasisi*, der den Nachwuchs der Wahrsager ausbildet. Schließlich sind die *amagqira omhlahlo* Seher, die mit den unteren Instanzen der Geisterwelt in Kontakt treten (vgl. Raum 1986: 149).

Hier wird also deutlich klar, wie vielfältig die Wahrsagekunst sein kann, was weiters auch ein Indiz dafür ist, daß sie für das Zusammenleben dieser Gemeinschaft eine zentrale Rolle spielt.

Weiterhin gilt es, auf die sogenannte Gruppe der *Therapeuten* einzugehen, um auch diese soweit wie möglich näher zu erläutern.

Der Therapeut ist damit beauftragt, den Patienten in eine ungestörte Ordnung zu reintegrieren, d.h. das gestörte Gleichgewicht aller beteiligten Kräfte wiederherzustellen.

Demnach sind wichtige „Momente" des Heilungsprozesses Rituale, bestehend aus Gebeten, Feiern und Opfergaben, die der Patient (oder seine Angehörigen) an die Gottheit richtet; der Therapeut ist in einem solchen Fall nichts weiteres als ein Kultführer, der die Sühne überwacht und eine Versöhnung herbeiführt.

Ein typisches Beispiel dafür ist der *h'ilol* der mexikanischen Maya. Seine Aufgabe kann aber auch darin bestehen, die beschädigte Seele eines Patienten wiederherzustellen bzw. die entflohenen Seelenteile wieder zurückzubringen; oder er versucht mit der Hilfe von Gottheiten und Hilfsgeistern oder durch die Mobilisierung der eigenen seelischen Kräfte die bösen, eingedrungenen Geister zu vertreiben und zu bekämpfen.

Diese Tätigkeit wäre aber vielleicht eher als eine Übergangsform zum *Schamanismus* zu betrachten.

Die Bezeichnung „Schamane" ist normalerweise nur für eine besonders in Nordamerika, Inner- und Nordasien verbreitete Heilerfigur reserviert, dessen Hauptfunktion eine Reise in kosmologische, jenseitige Gefilde ist, um dort die entfliehende Seele des Kranken zu holen und wieder in den Körper zu integrieren.

Er ist auch durch eine ganze Reihe von besonderen Merkmalen erkennbar, z.B. die spezifische Kleidung oder die Schamanentrommel.

Der Umstand, daß auch außerhalb von Nordamerika, Nord- und Mittelasien schamanen-ähnliche Heiler vorkommen, die manche Merkmale mit dem „klassischen" Schamanen teilen, macht es allerdings schwer, den Typ „Schamane" streng abzugrenzen.

Einfacher ist es, den *Exorzisten* zu definieren. Seine Aufgabe besteht darin, Geister oder Kräfte aus dem Kranken herauszutreiben; dabei ist es gleichgültig, mit welchen Mitteln er das versucht, d.h. ob er es aus eigener Kraft oder mit Hilfe der Gottheiten oder seiner Hilfsgeister tut. Ähnlich wie der Schamane (oft ist der Schamane gleichzeitig ein Exorzist) muß er dabei mit den Krankheitsgeistern ringen.

Wenn man in westlichen Gesellschaften, wo Rationalität die meisten bewußten Handlungen der Menschen kennzeichnet, von Exorzismus spricht, dann klingt dieser Begriff sehr mysteriös und unheimlich.

In anderen Kulturen aber, wo das Zusammenleben mit Geistern und Ahnen eine Selbstverständlichkeit darstellt, ist auch der entsprechende Umgang mit ihnen durchaus normal und notwendig.

Der Typus „Exorzist" ist nicht – so wie der „Schamane" – auf eine Kultur oder ein Gebiet beschränkt, sondern ist bei den verschiedensten Kulturen anzutreffen.

Auch jene Spezialisten, die sich auf die Abwehr und Bekämpfung von machtbegabten, übelwollenden Menschen (witches, „Hexen") konzentrieren, sind durchaus in magisch – religiösen Traditionen üblich. Im Englischen kennt man für sie den Ausdruck *witch-doctor*.

Auch diese variieren in Afrika z.B. sehr stark und es existieren für sie vielerlei Bezeichnungen. Außerdem werden Heiler, die mit irgendwelchen magischen Kräften, vor allem aber mit magischen (teils auch medizinischen) Hausmitteln manipulieren, gewöhnlich *Medizinmänner* genannt.

Der Umgang mit Drogen und dem Heilritual ist wichtiger Bestandteil der afrikanischen Medizinpraxis. In Westafrika finden sich häufig offene Drogenmärkte, die Kenntnis darüber ist relativ weit verbreitet. Das Geheimnis des Medizinmannes bleibt eher die Ritualordnung und der spezifische Einsatz der Drogen. In Ostafrika dagegen sind die Prozeßstufen der Therapierituale allen bekannt, das Geheimnis aber sind die Drogen selbst.

Jedenfalls sind alle diese Spezialisten, gleichgültig ob „Diagnostiker" oder „Therapeuten" von ihrer jeweiligen Gemeinschaft nicht wegzudenken. Sie sind ein notwendiger Bestandteil und weisen meistens bestimmte Merkmale auf, die sie zu dieser „Mission" geeignet machen.

Oft sind sie für die Ausübung ihrer Tätigkeiten geschult worden, meistens aber setzt eine solche Einschulung eine Art Berufung für die Ausübung ihrer Praktiken vor; d.h. sie sind entweder aus innerem Antrieb oder aus „göttlichem Willen" dazu berufen.

Ein weiteres Kennzeichen, das sehr deutlich den Unterschied zwischen dem westlichen ärztlichen Beruf und der einer Berufung folgenden, heilkundigen Tätigkeit der Naturvölker demonstriert, besteht in der Entlohnung.

Traditionelle Heilkundige akzeptieren meistens keine Bezahlung für ihre Leistungen, weil sie die Kraft und Fähigkeit zum Heilen aus „göttlicher" Gabe erhalten und sich selber als „Diener" einer übergeordneten Macht sehen.

Natürlich sorgt aber die Gemeinschaft für die Befriedigung ihrer Bedürfnisse, damit sie sich sorglos ihren Aufgaben widmen können.

Wenn man allerdings deren Persönlichkeit definieren will, muß man sich hüten, von irgendwelchen Stereotypen auszugehen.

Allerdings könnte man aufgrund ihrer Funktion und der Art ihrer Berufung – bei den Diagnostikern und zum Teil bei den Heilern – vermuten, daß es sich um sensible, vielleicht labile, jedenfalls für psychische Einflüsse offene Menschen handelt. Etwas „Prophetisches" haftet ihnen zweifellos an (besonders den Schamanen).

Die Schamanen fallen in der Regel schon in ihrer Jugend durch außergewöhnliches Verhalten auf und machen mitunter sehr heftige Pubertäts- und\oder Berufungskrisen durch, mit starker emotionaler Erregheit, Träumen, Visionen, Halluzinationen usw.

Oft werden im Westen diese Zustände mit „Geisteskrankheiten" verglichen, aber soweit diese nicht organisch bedingt sind, sind sie eigentlich sehr stark kulturspezifisch definiert.

Weiterhin ist zu unterstreichen, daß es sich nicht, wie bei unseren Geisteskranken, um sozial Außenstehende handelt; die Schamanen werden nicht nur als „normal" angesehen, sondern sie genießen recht hohes Ansehen innerhalb ihrer Gruppe.

Man kann sie aufgrund ihrer medialen Fähigkeiten auch nicht bloß als „Medien“ bezeichnen, weil auch mit diesem Begriff Assoziationen hervorgerufen werden, die der tatsächlichen Funktion ihrer Handlungen nicht gerecht werden; diese sind nämlich nicht passiver Natur, sondern besitzen einen stark aktiven Charakter. Die Schamanen arbeiten in der Ekstase, während der Patient in der Regel passiv entspannt ist.

In Gegensatz dazu versetzt z.B. der Medizinmann in Afrika den Patienten in Trance; z.B. ist der *nganga* der Bantu der große Manipulator von Kräften des Patienten und der umgebenen Gemeinschaft, die er steuern und in bestimmte Richtungen zu lenken vermag.

Man könnte ganz grob skizzieren, daß die Eigenschaften der vorher beschriebenen Seher und Exorzisten ganz besonders stark mit medialen Fähigkeiten verbunden sind, und daß bei ihnen die Bewältigung seelischer Krisensituationen das Hauptmotiv ist.

Über den sozialen Status, den Diagnostiker und Heiler in ihrer Gesellschaft einnehmen, läßt sich wenig sagen, da sie meistens weder eine deutlich übergeordnete noch eine untergeordnete Rolle spielen. Unterdessen brauchen sie weder „besser“ noch „reicher“ oder „statushöher“ zu sein als andere Menschen.

Auf jeden Fall sind sie eher Außenseiter; vielleicht ist sogar die Marginalität ihr besonderes Kennzeichen. „Marginal“ sind sie einerseits, weil sie infolge ihrer besonderen Eigenschaften (bzw. Funktionen) nicht ohne weiteres in den Durchschnitt einer Bevölkerung eingeordnet werden können, oder aber (was in diesem Zusammenhang besonders wichtig ist), weil sie sich an der Nahtstelle zweier Erlebniswelten (Diesseits und Jenseits, Menschen- und Geister- oder Götterwelt) befinden.

Marginalität muß dabei als eine besondere mediale Position zwischen dem weltlichen Dasein bzw. der menschlichen Gemeinschaft und der transzendenten Welt der Götter, Geister und Ahnen verstanden werden. Manchmal wird diese Marginalität auch durch äußere Merkmale manifestiert, aber dies ist keinesfalls allgemeingültig.

Die *baga* der Kusase in Nord-Ghana scheinen Männer unterschiedlichen Alters zu sein, dagegen werden bei den Nguni besonders Frauen beim Eintritt der Menopause häufig *isagoma,* weil sie durch das Eintreten in ihre unfruchtbare Phase als besonders geeignet für dieses Amt erscheinen.

So auch die *manang* der Iban, die zwar meistens Männer sind, sich aber oft als Frauen ausgeben, um so ihre Randposition im gesellschaftlichen Leben zu demonstrieren.

Das gemeinsame Merkmal, das aber alle diese Personen charakterisiert, ist *Charisma.*

Es ist eine natürliche Begabung, andere Menschen positiv beeinflussen und durch die eigene Ausstrahlung bei ihnen etwas bewirken zu können.

Menschen wie diese, die dazu „berufen" sind, andere von ihrem Mißempfinden zu befreien, besitzen das Charisma, suggestiv helfen zu können.

Ihre persönliche Hingabe wird durch die Anerkennung seitens der Gruppe motiviert und aus dieser Wechselwirkung resultiert eine funktionierende Beständigkeit.

Charismatische Personen werden durch die emotionale Vergemeinschaftung ihrer Gruppe bestätigt.

Funktion und Stellenwert der Kommunikation in medizinischen Systemen mit religiösem Inhalt.

Kommunikation zwischen Individuen oder zwischen Menschen und „übernatürlichen" Lebewesen ist Voraussetzung für das Zusammenleben in einer Gemeinschaft oder Gesellschaft. Sie dient dem Zusammenhalt und der Organisation des gesellschaftlichen Lebens, woraus Gedankengebäude, Institutionen und Traditionen resultieren.

Die westliche Gesellschaft, hat sich dahingehend entwickelt, daß rationale, zweckorientierte Handlungen und Kommunikationswege in den meisten Bereichen bevorzugt werden.

In dieser schriftsprachlichen, mechanisch organisierten Gesellschaft ist soviel „richtige" aristotelische Logik in das System der Kultur eingebaut, daß man diese Art von Logik ganz selbstverständlich für einen wesentlichen Bestandteil des gesunden Menschenverstandes hält.

Darüber hinaus aber gibt es bei der magisch-religiösen (oder Pseudo- bzw. Mytho-) Logik des Ausdrucksverhaltens noch andere Eigentümlichkeiten, die besonders deutlich am Beispiel des religiösen Sprechens erkennbar sind.

Natürlich soll hier nicht behauptet werden, daß dieses Ausdrucksverhalten in der westlichen Welt nicht anzutreffen wäre, wie z.B. im Bereich der Religion.

Was aber den Unterschied zu anderen Gesellschaften ausmacht, die nicht ausschließlich rational fundiert sind, ist die Tatsache, daß religiöse Praxis in die meisten Bereiche des alltäglichen Lebens einfließt und miteinbezogen wird.

So ist auch im medizinischen Bereich das religiöse Ausdrucksverhalten ein integrierter Bestandteil der praktizierenden Kommunikation, was man von der westlichen Medizin nicht behaupten kann.

Viele Naturvölker legen bei der Krankheitsbehandlung das meiste Gewicht auf transzendente Handlungen, die mit den Vorstellungen über die Entstehung der Krankheiten zu einem logischen Gedankengebäude verbunden sind.

Diese magisch – religiösen Heilmaßnahmen sind bis auf Ausnahmen kausal ausgerichtet; sie sollen die Ursache der Krankheit beseitigen, während viele natürliche Maßnahmen symptomatischen Charakter haben und zur Linderung von Beschwerden dienen.

„Das Gegenteil von „real“ ist in diesem Zusammenhang aus der Sicht der Völker nicht „irreal“ , sondern „alloreal“, „transzendent“, „metaphysisch“ oder „übernatürlich“ (Lind 1978: 56).

Diese Sicht erscheint nur Angehörigen anderer Kulturkreise und Weltanschauungen „irreal“, aber man könnte schließlich vermuten, daß dafür nur das richtige Verständnis fehlt. Aber auch in der westlichen Kultur, die bemüht ist rational zu handeln, finden sich zahlreiche Beispiele „irrealen“ oder „metaphysischen“ Denkens. Die christliche Religion baut auf das selbe magisch-religiöse Gedankengebäude auf, dort wo Maria als Jungfrau *und* Mutter Gottes verehrt wird und Gott Vater, Sohn und heiliger Geist von Anfang an *eins* gewesen sind.

Edmund Leach zeigte in seinem Werk „Kultur und Kommunikation“ (1978) auf welchen Grundlagen, das religiöse Denken und Praktizieren aufgebaut sind. Da Religion ein integrierter Teil der indigenen Heilmethoden ist, können uns vielleicht seine Erläuterungen zu einem besseren Verständnis dieser führen.

Er geht davon aus, „...daß religiöse Aussagen unbestreitbar einen Sinn haben; aber eben einen Sinn, der sich auf eine metaphysische Wirklichkeit bezieht, während normale, logische Aussagen einen Sinn haben, der sich auf die physische Wirklichkeit bezieht.

Das Nichtlogische der religiösen Aussagen steht auch als Indiz dafür, daß es eben hier um die metaphysische und nicht um die physische Wirklichkeit geht, um Glauben und nicht Wissen.

Mytho-logische Aussagen stehen im Konflikt mit den logischen Regeln der normalen physischen Erfahrung, können aber, „im Geist“ Sinn ergeben, sofern der Sprecher und der Zuhörende bzw. der den Sinn zur Schau Stellende und sein Publikum die gleichen Vorstellungen über die Attribute der metaphysischen Zeit und des metaphysischen Raums und metaphysischer Objekte haben.“ (Leach 1978: 90).

Die Antwort auf die Frage, warum die magisch-religiös praktizierende Heilkunde hauptsächlich mit der transzendenten Kommunikation operiert, liegt vielleicht in ihrer sensiblen Funktion, letzte Hilfestelle zu sein, wenn es um Leben oder Tod geht.

Sie kommt einem Urbedürfnis der menschlichen Natur entgegen, das auch Zentralpunkt aller Religionen ist; den physischen Tod zu überwinden. Da die Krankheit mit dem Tod droht und der Mensch erkennen mußte, daß er sterblich ist, ist es ein Anliegen der traditionellen Heilkunde, auch diesen „Übergang“ begründen zu können.

Leach zufolge würde das bedeuten, daß das Individuum den Tod in „anderen" physischen, räumlichen, zeitlichen Verhältnissen überlebt, wobei diese verkehrt proportional zu denjenigen des physischen Daseins sein müssen. In dieser „anderen" Welt ist dann der Mensch nicht weit von der Heimat der jeweiligen Gottheit entfernt, welche ebenso durch Attribute gekennzeichnet ist, die in direkter Umkehrung zu dem „ohnmächtigen", menschlichen Dasein stehen. Somit können die Verstorbenen auch zu Gottheiten werden

Der Begriff der *anderen Welt* wird durch eine direkte Umkehrung der Charakteristika der normalen Erfahrung erzeugt. Diese Welt wird von sterblichen, ohnmächtigen Menschen bevölkert, die ihr Leben im normalen Zeitlauf verbringen, in dem Ereignisse der Reihe nach aufeinander folgen. Wir werden in dieser Welt „die ganze Zeit" älter, und zuletzt sterben wir.

Die *andere Welt* wird von unsterblichen, allmächtigen Göttern bevölkert, die beständig in einer abnormen Zeit existieren, in der Vergangenheit, Gegenwart und Zukunft stets „gleichzeitig da" sind.

Hier hat „die Macht" – als Quelle der Gesundheit, des Lebens, der Fruchtbarkeit, des politischen Einflusses und des Reichtums – ihren Ort in einer anderen Welt. Heilige Plätze wie Kirchen, Tempel oder Schreine repräsentieren sie im weltlichen Dasein.

Eine *vermittelnde Brücke* zwischen den Menschen und dem Jenseits wird laut Leach, nicht nur mit Hilfe dieser heiligen Orten geschaffen.

Bestimmte Personen, die bemächtigt sind in beiden Welten zu existieren, sind dazu notwendig und genießen in der Gesellschaft großen Respekt. Sie ermöglichen die religiöse Praxis, wodurch die Menschen in Kommunikation mit ihren Gottheiten oder Ahnen treten können und eine Hilfestellung für ihre Beschwerden erhalten können. Diese Vermittler besitzen dann „Schwellenattribute".

Aber ihr alltägliches Leben muß bestimmten Regeln folgen, wobei Leach einen wesentlichen Unterschied zwischen Askese und Ekstase erkennt:

„Die Askese ist ein Weg zur persönlichen Reinheit; die Ekstase ist ein Weg zur mystischen Macht. Die Dinge und Verhaltensweisen, die in asketischen Kulten als unrein gelten, sind typischerweise jene, die in ekstatischen Kulten als Quellen von Macht gelten.

Die Idee, der durch Askese erlangten göttlichen Reinheit und die Idee, der durch Ekstase erreichten göttlichen Macht bedingen und implizieren sich wechselseitig Die metaphysische Brücke, die über die Grenze zwischen „dieser" und „der anderen" Welt führt, wird entweder von asketischen Priestern oder von ekstatischen Geistermedien (Schamanen) beaufsichtigt." (Leach 1978: 96).

Ein weiterer Punkt, der mit der Überschreitung von Grenzen im mythologischen Sinn zu tun hat, ist der Akt der Zeremonie oder des Rituals. Rituale manifestieren meistens den Übergang von einem sozialen Status zum nächsten und stellen metaphorische „Stationen“ im Lebenslauf eines Individuums oder einer Gruppe dar.

Auch Heilrituale sind für die Manifestation des Übergangs von einem Krankheits- in einen Gesundheitszustand sehr wichtig.

„Die vorgeführten Zeremonien und Rituale haben eine Doppelfunktion. Einerseits geben sie die Statusveränderung kund und andererseits bringen sie diese auf magische Weise zustande.

Außerdem kann man sie auch als Intervallmarkierungen im Ablauf der sozialen Zeit betrachten, was eine starke suggestive Wirkung auf die Einstellung des Betroffenen hat.

Weil jede Diskontinuität in der sozialen Zeit das Ende einer Periode und den Anfang einer neuen bildet, und weil „Geburt/Tod“ ein „natürlicher“ Ausdruck für alle Arten von Anfang/Ende sind, ist der Symbolismus von Tod und Wiedergeburt überhaupt angemessen und auch in einer großen Zahl von Fällen anzutreffen“ (Leach a.a.O.: 100).

Nicht selten ist die Opferung eines Tiers zentraler Bestandteil des Heilrituals. Der prinzipielle Gedankengang dabei ist, daß der Tod des Opfertiers die Trennung des spirituellen Wesens vom materiellen Körper hervorruft. Es „überschreitet“ hiermit einen „Grenzübergang“ anstelle des erkrankten Individuums und ermöglicht dessen metaphorischen Abschied vom kranken physischen Körper, wodurch ein Zustand der Reinheit erreicht wird.

Außerdem steht das Darbringen eines Opfertieres – laut Leach – für ein Geschenk oder Tribut an die Götter. So wie die Seelen der Verstorbenen aus der physischen Existenz in eine metaphysische übergegangen sind, muß das Geschenk den Weg von „dieser“ in „die andere“ Welt zurücklegen, um an die Ahnengötter, die dort beheimatet sind, zu gelangen.

Die Hoffnung, daß diese Handlung auf Gegenseitigkeit beruht und mit Wohltaten seitens der Götter erwidert wird, ist ebenso zentraler Aspekt vieler Heilzeremonien.

Dadurch soll erreicht werden, daß eine *Brücke* zwischen der Welt der Götter und der Welt der Menschen errichtet wird, indem der Spender der Opfergabe einen zum Grenzbereich gehörenden Priester das Opfer darbringen läßt, wodurch die Macht der Götter dem Hilfesuchenden zukommen kann.

In Gesellschaften, wo die religiöse Praxis nicht vom alltäglichen Leben wegzudenken ist, verwundert es nicht, daß sie genauso stark im medizinischen Gedankengebäude vertreten ist. Das erkrankte Individuum existiert in der Gemeinschaft und zwar sowohl in der weltlich – sozialen als auch in der metaphysisch – göttlichen.

Die Erkrankung wird als Symptom der gesamten Gemeinschaft verstanden und die Heilung kann nur innerhalb dieser sozialen Dynamik stattfinden.

In diesem Prozeß ist das Mitwirken der in mächtigen Wesen transformierten Verstorbenen von ungeheurer Wichtigkeit. Denn deren übernatürliche Kräfte überschreiten bei weitem die, der ohnmächtig, physisch existierenden und erkrankenden Menschen.

Daß man mit seiner Krankheit nicht alleine steht und durch die Rituale, die Hilfestellung der Ahnen hervorrufen kann, mobilisiert den Selbstgenesungswillen, der unter anderem auch ein Faktor für den großen Heilungserfolg der indigenen Medizin ist.

Strafende Gottheiten als Krankheitserreger

Der Glaube, daß Krankheiten Strafen der Götter seien, ist oft in der Geschichte anzutreffen. Sogar die „logisch" agierenden alten Griechen glaubten, daß Krankheiten von zornigen Göttern über die Menschen verhängt werden.

Auch wenn gerade hier (erstmals im europäischen Raum) die wissenschaftlich fundierte Medizin ihre Anfänge fand, versuchte auch sie, ihre Ohnmacht durch Sühnemittel, wie Zaubergesänge und Opfer, zu überwinden und Heilung zu erzielen.

Weiheformeln und Rituale hatten tatsächlich einen suggestiven Heileffekt und dadurch konnte manche Krankheit überwunden werden.

Die Auffassung, daß Krankheit die Folge von Sünde oder sogar Erbsünde sei, hat sich viele Jahrhunderte hinweg bis zum Durchbruch der wissenschaftlichen Medizin aufrechterhalten.

Aber auch in medizinischen Büchern des frühen 20. Jahrhunderts wird von Medizinern die eigentliche Ursache einer Krankheit als Zeichen Gottes für ungetilgte Schuld interpretiert.

Solche Vorstellungen gehören aber längst noch nicht der Vergangenheit an. Im Volksglauben auch westlicher Gesellschaften begegnet man immer noch derartigen Einstellungen, wie z. B. daß ein „Versehen" der Schwangeren zur Mißbildung des heranwachsenden Kindes führen könne; eine aufrechterhaltene Deutung für die Entstehung von Mißbildungen, obwohl die wahren Gründe solcher Entwicklungsstörungen wissenschaftlich eindeutig aufgeklärt sind.

Was steckt nun hinter solchen Auffassungen, wie hängen sie mit der magisch-religiösen Denkweise zusammen, und warum sind sie für die Erkenntnis medizinischer Systeme aus kommunikationswissenschaftlicher Sicht von Bedeutung?

Ein kurzer Exkurs zur Erläuterung des Begriffs „Magie" und „Magier" könnte in diesem Zusammenhang weiterführend sein.

Er leitet sich von der Göttin Maya ab, und bezeichnet die Kunst der Weisen und der wundertätigen Priester, die bei Heilzeremonien sich Götter und Dämonen dienstbar zu machen vorgaben.

Mitglieder der Priesterkaste wurden daher „Magier" oder „Magiker" genannt. Im heutigen Sprachgebrauch bedeutet „magisch" soviel wie geheimnisvoll, übernatürlich, wunderbar.

Durch wissenschaftliche Forschung konnten magische Erscheinungen und einiges, was früher geheimnisvoll und wunderbar erschien, rational erklärt werden (vgl. Lippros 1969: 91).

Mit den Begriffen „Magie" oder „Zauberei" ist hier die magische Betätigung gemeint, die „magischen Prinzipien" folgt. Diese wären: einen Teil anstelle des Ganzen, mit dem es einmal verbunden war, dem es ähnelt, dem es analog ist oder wozu es im Kontrast steht, zu verwenden.

Falls bei der magischen Betätigung tatsächlich die jeweilige gewünschte Folge eintritt, – wovon man allerdings vorher nicht immer fest überzeugt zu sein braucht – liegt die Vorstellung zugrunde, daß ein ganz bestimmter nicht natürlicher Vorgang automatisch abläuft (vgl. Lind 1978: 46).

Solche Annahmen, wie schon im Kapitel über die magische Logik erläutert, bestehen nicht willkürlich oder grundlos. Sie scheinen sogar in einigen Bereichen auf der „Allmacht" menschlicher Gedanken zu beruhen, ein üblicher religiöser Elementargedanke der menschlichen Spezies.

Wie schon erwähnt, entspricht die Behauptung, daß es Menschen gäbe, die ausschließlich magisch denken, oder daß es rein rational denkende Menschen gäbe, nicht der Wirklichkeit.

Rationalität ist, z.B. im Produktionsprozeß, Voraussetzung für das Überleben jeder Gesellschaft oder Gemeinschaft, egal ob sie industriell oder traditionell aufgebaut ist.

Das Besondere aber im Weltbild traditioneller Gesellschaften ist, daß die Gemeinschaft von Ahnen, Gottheiten und Göttern als aktive Mitgliederschaft des Zusammenlebens betrachtet wird.

Diese Weltanschauung umfaßt ein Kontinuum vom Materiell-Irdischen bis zum Religiös-Transzendenten mit aktiven immateriellen Kräften, die sehr wohl intervenieren und mit den Lebenden kommunizieren.

Allerdings bedingt die animistische Vorstellungswelt auch andauernde Furcht vor dämonischen Wesen. Solche Angstvorstellungen lassen sich bei den meisten traditionellen Gesellschaften nachweisen.

So liegen auch Auffassungen in Hinsicht auf Natur der Krankheit dämonische Sinnbilder zugrunde. Der Glaube, daß „von außen" einwirkende Kräfte Krankheiten erzeugen können, die unheilvoll auf den Menschen einwirken, ist oft anzutreffen.

Auch im sprachlichen Gebrauch übliche Redewendungen wie, jemand ist von einer Krankheit „befallen“ oder „besessen“, die man „auszehre“ oder die „ausgetrieben“ werden müsse, fundieren auf solche Auffassungen. Erst die Versöhnung und die neue Vereinigung mit der Gottheit, überwindet und heilt die Krankheit.

Solch ein Weltbild weisen z.B. die meisten *afrikanischen* Kulturen auf. Ab dem Zeitpunkt, an dem einer einfachen Befindlichkeitsstörung die Dringlichkeit einer Krankheit zuerkannt wird, werden Hilfestellungen durch Familienmitglieder oder Interventionen von Experten erforderlich, weil die Frage nach der Krankheitsursache aktuell wird.

Für die meisten afrikanischen traditionellen medizinischen Systeme gibt es keine durch Zufall verursachte Krankheit. Diesem Weltbild ist die cartesianische Trennung von Körper und Geist bzw. Psyche fremd und Krankheit wird daher als „totale Befindlichkeit“ erlebt.

Ausschlaggebend ist hier also nicht die Frage nach dem *Wie?* sondern nach dem *Warum?*

Der Diagnostik kommt daher in der afrikanischen Medizin besondere Bedeutung zu, und in einigen Kulturen bildeten sich spezielle Expertengruppen für diese Aufgabe heraus.

Die Verletzung oder Brüskierung der Ahnen und transzendenten Gottheiten kann daher dieselben Konsequenzen für das körperliche und psychische Wohlbefinden des Individuums mit sich bringen wie der Konflikt mit einem lebenden Verwandten.

Es geht also bei der Deutung der Krankheit nicht allein um die Harmonie im Organismus, sondern zugleich um die harmonische Einordnung in die soziale Umwelt und in den Makrokosmos, dem der Organismus in Entsprechung zugeordnet ist.

Jedes Herausfallen aus diesen Ordnungen bedingt Mißlingen und Unglück, auch wenn keinerlei eigenes Verschulden vorliegt (vgl. Pfeiffer 1981 : 17).

Verstöße fordern die verletzte Instanz heraus. Wenn die von den Ahnen überlieferten Sitten, mißachtet werden, dann muß früher oder später mit ihrer Strafe gerechnet werden. Wenn Jagdverbote oder andere Tabus nicht eingehalten werden, dann rächen sich die Tiergeister, und der Herr des Bodens verlangt Sühne für die Entweihung des Ortes.

Transzendente Wesen können also durch Fehlverhalten von Menschen dazu veranlaßt werden, als Strafe Krankheiten oder anderes Unglück zu senden.

Aber auch ohne entsprechendes Fehlverhalten der Menschen können transzendente Mächte Krankheiten verursachen.

Zu nennen sind vor allem die weitverbreiteten personifizierten Seuchen oder Krankheitsdämonen, deren Haupttätigkeit die Erzeugung einer bestimmten Krankheit, z.B. Pocken oder Grippe ist (*Chaco, Borneo, Neuguinea, Westafrika*).

Zu dieser Gruppe werden auch die bösartigen Totengespenster vieler Völker (z.B. *Lengua, Guayaki* südamerikanisches Hochland), gezählt, die vor allem dann in Erscheinung treten, wenn die vorgeschriebenen Bestattungsgebräuche nicht eingehalten werden.

Die *Yamana* (Feuerland) trauen selbst den höchsten Wesen „Morde" von Kindern zu. Oft gleichen die krankheitserregenden numinosen Wesen den menschlichen Kriegsfeinden in Aussehen und Verhalten (*Ayore, Kamayura*).

Der Glaube an solche Gottheiten ist unter Bevölkerungsgruppen *Hindu-Indiens* immer noch verbreitet. Doch scheinen sie stärksten Einfluß in Ostindien auszuüben, ganz besonders in Bengalen. Möglicherweise hat dort die Göttin Sitala („die Kühle") ihren Ursprung, deren einzige bedeutende Aufgabe in der Verursachung von Pocken besteht.

Auch die *Ndembu* (Zentral-Angola in Afrika) teilen ihren Lebensraum mit ihren Ahnen und sind sich bewußt, daß viele – über einen längeren Zeitraum andauernde oder ernsthafte – Erkrankungen auch auf die strafende Einwirkung Verstorbener zurückzuführen sind.

Die Ahnen sehen sich veranlaßt zu strafen, wenn die Opfergaben vernachlässigt, wenn die Verstorbenen in den Austausch verfügbarer Güter nicht einbezogen, wenn rituelle Verbote übertreten werden und schließlich wenn ihre Nachkommen in der Verwandtschaft kein wohlgeordnetes und harmonisches Zusammenleben zustandebringen können.

Solches Fehlverhalten, führt nicht nur zu Kranksein, sondern vermag auch andere Formen von Mißgeschick zu provozieren, wie etwa Mißerfolg auf der Jagd.

Geister, Gottheiten und Ahnen können aber nicht nur Krankheit verursachen, sondern auch in den menschlichen Körper eindringen. Oft wird auf dieser Weise die Verschiedenartigkeit körperlicher Erkrankungen erklärt.

Aber besonders nahe liegt diese Vorstellung, wenn psychische Störungen vorhanden sind, etwa in Form von Verstimmungen, erst recht bei erregtem und aggressivem Verhalten.

Von Besessenheit ist dann zu sprechen, wenn der Geist die Herrschaft über den Körper des Menschen einnimmt, also durch seinen Mund spricht und seine Bewegungen hervorruft.

Abgesehen von einer solchen Beeinträchtigung der Lebenskraft kann Besessenheit aber auch ungeheure Steigerung der magischen Kräfte und Fähigkeiten mit sich bringen, weshalb sich erkrankte Personen und Heilkundige zu diagnostischen und therapeutischen Zwecken in „Besessenheitstrance" versetzen.

Die magischen Tänze der Schamanen und das Springen durch „Heilsfeuer" – Bräuche, die im europäischen Raum (Griechenland, Ungarn) bis heute noch erhalten sind – sind analoge Versuche, um vermeintliche Krankheitsdämonen auszutreiben.

Gestörte Harmonie im gesellschaftlichen Zusammenleben als Ursache von Krankheit

Charakteristisch für die traditionelle Heilkunde ist, daß es hier nicht allein um die einzelne Person, – wie es in der westlichen, individuell orientierten Medizin erscheint – sondern gerade auch um ihre Beziehung zur sozialen und kosmischen Umwelt geht.

Ausgewogene Beziehungen zu den Mitmenschen, die frei von Mißgunst sind, sind die einzige absolute Garantie für totale Gesundheit.

Übermäßige Erfolge könnten Neid und den Bösen Blick hervorrufen. Ungerechtigkeit und Härte fordern Verwünschungen und Zauber heraus.

Man braucht die Gunst jener Menschen, die erhöhten Einfluß auf die Lebenskraft ausüben, wie Eltern, Lehrer und mit besonderen Kräften ausgestattete Personen.

Andererseits sind Orte, Situationen und Menschen zu meiden, von denen unheilvolle Wirkungen ausgehen können.

So ergeben sich überall Grundzüge einer körperlichen und psychischen Hygiene, wenn auch die Auffassung davon, was förderlich und was abträglich sei, von Kultur zu Kultur beträchtlich variieren.

Auffallend ist, wie in der Durchsetzung der Normen Heilkunde und Rechtspflege in einem elementaren Zusammenhang stehen. Bekenntnisse, Geschenke und aussöhnende Riten sorgen für die Wiederherstellung der Ordnung in der Gruppe.

Wenn aber so schwere Verstöße vorliegen, daß die soziale und kosmische Ordnung unkorrigierbar bedroht erscheint, dann kann es zur Austreibung oder auch zur Vernichtung der als störend angesehenen Person kommen.

Ein Beispiel für eine solche Organisationsform ist jene der *Ojibwa* (Afrika), die auf Unabhängigkeit und Statusgleichheit der einzelnen Stammesmitglieder gründet.

Wenn man sich aus Habgier weigert, mit anderen zu teilen, Gastfreundschaft versagt oder sich widersetzt, Leihgaben zu machen, wird das Prinzip einer gleichmäßigen Verteilung der verfügbaren Mittel gefährdet und das gilt daher als Verstoß gegen die Sitten und somit als Ursache für Krankheit.

Feindseliges, beleidigendes, drohendes oder aggressives Verhalten wird ebenfalls als Ursache von Kranksein diagnostiziert und durch öffentliches Eingeständnis mit dem Gelöbnis zur Besserung behandelt.

Normwidrige sexuelle Praktiken und die Auswahl gesellschaftlich nicht gebilligter Geschlechtspartner kann ebenfalls zu Krankheit führen.

Die Sozialstruktur der *Ojibwa* basierte auf geregelte Verwandtschaftsbeziehungen zwischen den einzelnen Clans, die natürlich von strengen Heiratsregeln abhängig waren.

Die Ausrichtung des persönlichen Verhaltens an den kulturellen, sozialen und ethischen Normen läßt daher nur wenig individuellen Freiraum.

Abweichungen vom Verhaltenskodex beinhalten ein Erkrankungsrisiko, bis hin zum Voodoo Tod, der von der naturwissenschaftlichen Medizin teilweise als eine Reaktion des vegetativen Nervensystems bei einem übermächtigen Gefühl der Hilfslosigkeit interpretiert wird.

Die *Bone* in Ghana unterscheiden zwei Möglichkeiten die Gonorrhoe zu erwerben: infektiös (z.B. durch Kontakt mit Prostituierten), oder nach Tabuverletzung (Ehebruch) als Bestrafung.

Nicht nur strafende Gottheiten, sondern auch übelwollende Menschen können Krankheiten verursachen. Wie zwischenmenschliche Interaktion und dabei vorkommende Kommunikationstörungen zu Krankheiten führen können, zeigen die folgenden Beschreibungen von Schadenzauber und des sogenannten „bösen Blicks".

Schadenzauber und der „böse Blick"

Aus der Geschichte und dem Studium vieler Kulturen sind *„schwarze"* und *„weiße"* Magie als Gegensatzpaar bekannt. Schadenzauber ist ein weiterer Begriff für die übelwollende Magie oder Zauber.

Die Betätigung von *schwarzer Magie* bedarf stets mindestens zweier Personen, wobei die eine Schaden und Leid zufügen will und die andere das Opfer dieses Vorhabens wird.

Heute noch glaubt der Bengal (aus Bengalen in Vorderindien), der an seinem Zauberstab – dem Mystischen „Guliwil"- Haare und Fellstücke über dem Feuer röstet, dadurch seinem Feind Fieber und schwere Krankheit zufügen zu können. Solcher „Feindzauber" ist im Laufe der Zeit in verschiedenen Erdteilen und in vielen Varianten beschrieben worden.

Rettender „Heilzauber" oder „Gegenzauber" ist *weiße Magie.* Dadurch sollen magische Erkrankungen verhindert und durch dämonische Einwirkungen geheilt werden.

Für *schwarze* und *weiße Magie* sind entsprechende Einbildungskräfte unerläßliche Voraussetzungen.

Diese Vorstellungen sind so intensiv, daß sogar Sinnestäuschungen auftreten können. Dadurch kann die Erfüllung der guten und bösen Wünsche wirklich empfunden werden, und die vorgestellten Befürchtungen werden zu Realitäten.

Solche Phänomene sind sehr oft nachgewiesen, aber der Grund für ihr Auftreten kann bis heute rational – logisch nicht befriedigt begründet werden; oft bleibt dann nur mehr eine „magische" Erklärung über.

Interessant sind auch die Versuche aus neuester Zeit, manche als magisch zu bezeichnende Phänomene mit einer „parapsychologischen" Kraft zu erklären, um sie schließlich sogar mit wissenschaftlichen Methoden beweisen zu wollen.

Ebenso wie okkulte Erscheinungen nur bei Bereitschaft und Überzeugung der Menschen geglaubt und tatsächlich wahrgenommen werden, hat auch die magisch – religiös fundierte Heilkunst ihre verblüffenden Erfolge, die in Bezug auf den Glauben über die Ursache wie auch über die Heilung von Krankheiten auf starker Suggestion beruht.

Bei dem in allen Kontinenten verbreiteten Schadenzauber können außergewöhnliche Kräfte in den verwendeten Utensilien, Formeln und Techniken liegen oder in den Zauberern selbst.

Die *Halakwulup*- Medizinmänner (Feuerland) mißhandeln ein Haarbüschel der zu schädigenden Person; eine ähnliche Technik wie die afrikanische Voodoo-Magie.

Der *böse Blick* der Medizinmänner mehrerer nordamerikanischer Indianerstämme ist von den Gemeinschaftsmitgliedern sehr gefürchtet. Vor ihrem Blick muß man sich hüten und ihnen mit gesenktem Kopf begegnen.

Verbreitet ist der Glaube an den *bösen Blick* in *Nord-, Nordost und Ostafrika,* vereinzelt findet er sich in *Südamerika.*

Hinter all dem steckt der Glaube an Kräfte in der Umwelt, die den Menschen bedrohen oder stärken können. Daher auch die Krankheit als Folge einer Schädigung durch äußere Kräfte.

Die Lebenskraft des einzelnen Individuums steht in Wechselbeziehung zu den Kräften der Mitmenschen, aber auch zu denen von Tieren, Pflanzen und Naturerscheinungen.

Von hier aus können sich förderliche Einflüsse ergeben, wovon die Heilkunde prophylaktisch und therapeutisch umfänglichen Gebrauch macht.

Häufig sind die Kräfte in ihrer Wirkung ambivalent; das „Heilige" bringt nicht nur Segen , sondern gefährdet den Ungeweihten oder den kultisch Unreinen; z.B. kann die Kraft von eindeutig negativen Charakter sein: Berührung mit einem Aussätzigem, einem Leichnam, einem unreinen Tier, einem befleckten Ort schädigt, macht unrein, läßt mitunter den Betroffenen selbst kontagiös werden.

Eine solche negative Kraft, die oft ohne Wissen und Willen von einem Menschen ausgeht, ist der oben erwähnte *böse Blick;* es kann sich dabei um eine angeborene oder erworbene Besonderheit handeln – wie bei den Medizinmännern –, oder um die Folge einer augenblicklichen emotionalen Gestimmtheit wie Neid oder sexuelles Verlangen.

Negative Kräfte sind auch in der europäischen Volksheilkunde als Ursachen von Krankheiten bis zum heutigen Tage wohlbekannt, insbesondere in Gestalt des *bösen Blickes*.

Der Gesichtspunkt der emotionalen Beziehung zu anderen Menschen ist in der individualistisch betonten modernen Medizin zurückgetreten und findet am ehesten noch in der Psychotherapie Beachtung.

Hexer und Schadenzauberer treten aus relativ unbegründeter Böswilligkeit, nach persönlicher Beeinträchtigung, auf Bestellung einer Person oder im Auftrag ihrer Gemeinschaft in Aktion, um persönlichen oder gemeinschaftlichen Feinden oder Übeltätern Schaden zuzufügen.

Man bedient sich dabei der besonderen Fähigkeiten seiner Seele – bzw. Seelen- im Traum oder häufiger in der Trance – in Afrika auch völlig unbewußt –, wobei auf transzendente Weise eine Krankheit verursacht wird, indem man etwa ein Organ raubt, einen Fremdkörper appliziert oder numinose Wesen zu einem solchen Tun veranlaßt.

Der Schadenzauberer wendet reale Praktiken an, von denen er glaubt, daß sie gleichsam automatisch auf transzendente Weise eine bestimmte gewünschte Wirkung haben, und die man als magisch in einem engeren Sinne bezeichnet.

Selbst heutige Dorfbewohner industrieller Staaten mögen den Ausbruch einer Erkrankung, ganz besonders einer solchen, die von Schmerzen in einem Glied oder in einem bestimmten Körperbereich begleitet ist, dem Werk eines Feindes zuschreiben.

In *Indien* sind solche Vorstellungen wahrscheinlich unter den Moslems genauso verbreitet, wie unter den Hindus; erstere hängen besonders dem Glauben an den *bösen Blick (Nazar)* an. Dieser Glaube besagt, daß einige Individuen in besonderem Maße die angeborene Kraft besitzen, Krankheit und andere Übel zu verursachen, indem sie einfach mit böswilliger Absicht diejenigen anschauen, die sie zu schädigen wünschen.

Der Brauch Amulette zu tragen, die den bösen Blick abwenden sollen, ist dementsprechend immer noch weit verbreitet. Besonders schwache und zurückgebliebene Kinder sollen für solche Angriffe besonders empfänglich sein.

Kommunikationsstörungen und Mißtrauen zwischen Menschen, die in nächster Umgebung leben aber verschiedenen Interessen nachgehen, oder das Verdrängen und Projizieren eigener Ängste und Gefühle finden durch den Glauben an den „bösen Blick“ einen willkommenen Erklärungsversuch. Erste Folge der „Verzauberung“ ist die Unterbrechung jeglicher Interaktion mit der verdächtigen oder auch mit einer involvierten Person.

Diese „magischen“ Vorstellungen sind mehr oder weniger ein universales Phänomen und scheinen eine starke suggestive Wirkung auf die Menschen zu haben.

Die Bedeutung von Kommunikation für die Erstellung der Diagnose

Der Prozeß der Diagnose ist einer der wichtigsten Momente im Heilungsprozeß, wobei der dabei stattfindende Kommunikationsprozeß zwischen den von der Krankheit betroffenen Personen eine zentrale Rolle spielt.

Wenn ein Mensch sich krank fühlt und nach einer ersten Phase der erfolglosen Selbstbehandlung nicht weiß, wie er sein Mißempfinden beheben soll, wendet er sich (oder seine Angehörigen) an einen Fachmann; d.h. an einen Menschen, der fähig ist, die näheren Umstände aufzuklären, denn die Therapie kann nur aufgrund einer getroffenen Diagnose eingeleitet werden.

Diagnostische und therapeutische Maßnahmen lassen sich nicht einwandfrei, weder in der wissenschaftlichen Medizin noch in medizinischen Systemen der Naturvölker, zeitlich bzw. im Arbeitsgang trennen; trotzdem könnte man als gemeinsames Merkmal festhalten, daß jedes System auf seine eigene Art und Weise Therapie auf eine möglichst exakte Diagnose aufzubauen versucht.

Die Diagnose bedarf stets eines allgemeinen Erklärungssystems, in welches man jeden speziellen Krankheitsfall einordnen kann. Diagnosen entstehen also je nach Erklärungssystem auf recht unterschiedliche Art und Weise.

Bei humoralen Systemen z.B., wo das heiß/kalt Prinzip gilt, wird ein Ungleichgewicht von Elementen vermutet, und so müssen alle diesbezüglichen Hinweise durch genaue Beobachtung des Zustandes des Patienten, der Umstände seiner Umgebung und seiner Krankengeschichte abgeklärt werden. Solche Diagnosetechniken entsprechen im Grunde jenen der modernen Medizin.

Anders ist es bei der magisch-religiösen Heilkunde, wo vermutet wird, daß Geister- und Götterwesen oder böswillige Menschen die Erkrankung verursacht haben. Diese Verursacher zu eruieren, ist nicht einfach, denn ihre Offenbarung bedarf großer Empathie seitens des Diagnostikers.

Man nimmt dennoch an, daß auch hier gewisse Regeln gelten, weil man von der Annahme ausgeht, daß diese Wesen sich in Trancezuständen, in Träumen oder in einem Vorgang des „innerlichen Sehens“ (Meditation) offenbaren.

Dabei sucht man nach „Zeichen“, was auch das Ziel der weltweit angewandten Divination ist; es besteht der Glaube, daß die übernatürlichen Wesen sich in das Werfen von symbolischen Objekten („Orakel“) einmischen und im Zufall ihren Willen erkennen lassen.

Deshalb wird das Orakelwerfen an vielen Orten zum Zweck der Diagnose von Krankheiten praktiziert. Andererseits kann man Kontakt zu den Gottheiten durch Anrufung, Gebet, Opfer usw. suchen.

Diagnostiker dieser Gedankensysteme qualifizieren sich durch ihre Fähigkeit, Kommunikation mit der Welt der Gottheiten herzustellen.

Die Wirkung von Diagnosen und Prognosen in medizinischen Systemen der Naturvölker spricht hauptsächlich die Psyche des Patienten an und operiert mittels zwischenmenschlicher Kommunikation.

Der Kranke lernt durch sie, in welcher sozialen, moralischen, religiösen Situation er sich befindet, welche Gottheiten und Menschen ihm helfend zur Seite stehen oder ihm feindselig gestimmt sind. Damit wird auch für ihn und für die Gruppe selbständiges Handeln möglich. Im Vordergrund steht die Bekräftigung seines Genesungswillens.

Wenn man davon ausgeht, daß nicht nur die biologisch – technischen Maßnahmen, sondern auch das Vertrauen und der Genesungswille des Patienten zu seiner Heilung beitragen, so darf man annehmen, daß die therapeutische Wirkung solcher Diagnosetechniken beträchtlich ist.

Die „soziale“ oder „religiöse“ Diagnose ist für den Patienten als denkende und fühlende Person von großer Bedeutung.

Im Idealfall verfügt der Diagnostiker nicht nur über vielfältige kosmologisch – nosologische Kenntnisse seiner Kultur, sondern auch über eine erhebliche Empathie zum Verständnis der Gesamtsituation seines Patienten. Der Seher bringt insbesondere die Fähigkeit mit, „übersinnliche“ Wahrnehmungen zu machen.

Von dem Divinator (meistens Orakelsteller) hingegen wird erwartet, daß er seine Divinationstechnik beherrscht und nach dem nosologischen System die Situation des Patienten entsprechend interpretiert. Abgesehen von seinem erforderlichen Wissen und Können, muß der Divinator vor allem ein guter Beobachter des körperlichen (und seelischen) Zustandes des Patienten sein.

Es kann vorkommen, daß Diagnostiker und Therapeut zwei verschiedene Personen sind, wobei manchmal der Wahrsagespezialist neben der Diagnose noch die Art der erforderlichen Therapie angeben kann, diese Mittel oder Techniken aber selbst nicht beherrscht (*Afrika, Nordamerika, Cuna-Indianer/Panama*).

Da aber einige Gesellschaften körperliche Beschwerden als Folge von sozialen Spannungen oder Ahnenkultverletzung interpretieren (*Ndembu* in *Afrika*), ist es hier Aufgabe der Wahrsager, von den Betroffenen Hinweise über die Hintergründe der jeweils herrschenden Spannungen und Konflikte zu erfragen, um dann in der Behandlung die Ursache des Krankseins zu beseitigen.

Hiermit ist das Bemühen der Wahrsager nicht nur darauf ausgerichtet, den individuell Betroffenen zu heilen, sondern zugleich Spannungen und Konflikte der

Gemeinschaft zu lösen, denn die Erkrankung des einzelnen Patienten ist schließlich nur ein Zeichen dafür, daß die Gesamtheit von einem Leiden betroffen ist.

Es ist nicht zu erwarten, daß der Patient irgendwelche Besserung verspürt, bevor nicht die Aggressionen und Spannungen in den Beziehungen der einzelnen Clans untereinander besänftigt werden.

Auch bei den *Xhosa* in *Afrika* ist das selbe diagnostische Prinzip zu beobachten (Raum 1986: 155ff).

Schließt ein Mitglied sich durch Abwesenheit aus dem Geflecht gegenseitiger Leistung aus, dann wird der Vorwurf erhoben, daß er dem Initianten übelwill, daß er den Tod des Verstorbenen verursacht hat, usw.

Für sie ist *Krankheit* nur dann eine Zufallssache, wenn sie in einer soziologisch neutralen Situation auftritt, was auch meistens der Fall ist und dann kann sich ihrer der Herbalist annehmen. Tritt sie aber in einer Konfliktsituation innerhalb einer Bruchlinie auf, gilt sie als Ergebnis der Wirksamkeit von Schadenzauber oder Ahnenzorn.

Nicht das Diagnostizieren der psychosomatischen Krankheit sondern die Lösung der sozialen Probleme steht jetzt im Mittelpunkt und fällt in den Zuständigkeitsbereich des Wahrsagers.

„Die Übertragung seiner Methoden auf eine ganz anders ausgerichtete Gesellschaft, mit anderen kulturellen Werten ist wahrscheinlich unmöglich“ (Raum a.a.O.157).

Zur Aufdeckung verborgener Zusammenhänge spielen bei Naturvölkern Wahrsagekünste eine große Rolle. Manchmal bedeutet es bereits den Sieg über krankmachende Geister und Schadenzauber, ihren Namen zu kennen und die Umstände des Krankwerdens aufzudecken.

Auch Träume werden relativ selten als grundsätzlich unwirklich und bedeutungslos empfunden, jedoch sprechen einige Naturvölker nur ganz bestimmten Träumen eine Bedeutung zu.

„Sie werden teils als Omina nach magischen Prinzipien gedeutet (Neuguinea), teils zeigen sie ohne jede Verschlüsselung Ursache oder Prognose von Krankheiten und gleichen den halluzinatorischen Erkenntnissen, die Schamanen, Medien und andere Meister der Trance oder tranceähnlicher Zustände gewinnen, indem sie mit numinosen Wesen in Zwiesprache treten oder im Verlaufe einer Seelenreise Erkundungen einziehen.“ (Lind 1978: 55)

In einigen Gegenden Indiens ist das Ziel der meisten Patienten und Pilger, so oft wie möglich Trancezustände herbeizuführen. Es wird nämlich angenommen, daß die „Schuld" für die Krankheit beim Angreifer, dem *bhut*[1] liege und könne mittels Trancezuständen der Gemeinschaft abgearbeitet werden.

Außerdem erwartet die den Patienten begleitende Gruppe, über die in Trance gesprochenen Texte, verbindliche Auskünfte über Ursachen und Verlauf des Leidens, sowie über zu leistende Wiedergutmachungsaktionen im Bereich des sozialen Bezugsnetzes zu erfahren (vgl. Pfleiderer 1986: 273).

Neben den Trancetexten spielen auch Träume eine zentrale Rolle im indischen Alltag und sind der Schlüssel zum Handlungsablauf.

In verschiedenen Gesellschaften – so fand Lind heraus – wo uneingestandenes sündiges Fehlverhalten oder einen Tabubruch als Ursache einer Krankheit vermutet wird, verlangen andere Heilkundige eine Beichte (Anden, Kabaga/Kolumbien, Eskimo, Liberia, Nordostneuguinea).

„Die Beichte kann öffentlich oder geheim sein, und es kann eine Buße auferlegt werden. Andererseits kann die Vorgeschichte grundsätzlich im Unbekannten liegen, etwa beim Schadenzauber, den dann der Medizinmann des Vertrauens aufzudecken hat, ein unter Naturvölkern fast überall zu beobachtendes Phänomen. Bei manchen afrikanischen Stämmen müssen sich des Schadenzaubers verdächtigte einem Gottesurteil unterwerfen, etwa indem sie Gift trinken u.a., wobei man annimmt, daß die Unschuldigen das Gift erbrechen und straflos ausgehen." (Lind 1978: 56)

Wahrsagekunst und Orakel als diagnostisches Verfahren zur Aufhebung gesellschaftlicher Konflikte

Das Orakellesen und Wahrsagen mit den verschiedensten Medien ist seit alters her eine weltweit verbreitete Methode der Lebens- und Entscheidungshilfe.

Nachdem die antiken Staatsorakel in Europa mit dem Vordringen des Christentums geschlossen wurden (z.B. Delphi in Griechenland 392 n. Chr.) lebte das Orakelwesen in einem halböffentlichen Milieu weiter.

Erst mit der physischen Vernichtung der „Hexen" und Volksheiler durch die Inquisition verschwanden auch die zahlreichen Varianten des Wahrsagens.

Ein Zugang zum Verständnis der physiologischen Funktionen des Orakelwesens bietet die Beobachtung von Wahrsagern in traditionellen Kulturen; z.B. im *andinen Hochland* haben sich trotz der Verfolgung der Volksheiler durch Missionare und des Einflusses der euro-amerikanischen Industriekultur traditionelle Heilmethoden erhalten können (vgl. Adritzky 1988: 99).

1 Der „bhut" ist der schlechte Anteil der Seele des Menschen, der durch einen „schlimmen Tod" umgekommen ist, und sich daher an den Lebenden rächen will.

Anhand des Koka-Orakels (in *Peru* und *Bolivien*) soll die Rolle und Funktionsweise der Orakel als eine Institution indigener Lebensberatung und Krisenintervention erörtert werden. Seine Wurzeln liegen in den Traditionen des *Andenhochlandes*, das sich von *Kolumbien* bis nach *Chile* und *Argentinien* erstreckt.

Adritzky beschreibt das hier praktizierte *cocamama* und *hallpay* Ritual folgendermaßen:

„Bevor es beginnt, muß der Klient dreimal auf das Bündel mit den Blättern blasen, und der Wahrsager spricht lange Gebete, in denen er den Kokageist und die *wamanis* (in eine Hierarchie gegliederte, lokale Berggeister) um Hilfe für das Orakel *katipa* anruft.

Neben dem Kauen der Kokablätter nehmen die Wahrsager während des Orakels eine Menge Alkohol zu sich, der einen geöffneten Bewußtseinszustand bewirken soll.

Das geistige Prinzip der Kokablätter, *cocamama*, gewinnt durch die rituellen Akte des Orakels, besonders die Anrufungen der Berggeister und die Verbindung mit den medialen Fähigkeiten des Wahrsagers eine neue Qualität:

Der *katipero* tritt in eine Interaktion mit diesen geistigen Mächten. Er hat die Rolle des Interpreten, der die Struktur der Kokablätter und ihr Muster auf dem Orakeltuch nach Zuordnungen auslegt.

Das Orakel ist ein Dienst, der meist nicht bezahlt, sondern mit einem Essen oder einem Geschenk abgegolten wird. Der Ratsuchende muß vor der Konsultation eine Portion Kokablätter und ein Fläschen Alkohol auf dem Markt besorgen.

Vor dem eigentlichen Orakel kaut der Wahrsager Kokablätter und leitet aus dem Geschmack die erste Aussage ab, nämlich ob der Patient gesund wird oder nicht: ist der Geschmack bitter, bedeutet das eine schlechte Prognose, ist er süßlich, wird der Patient gesund." (Adritzky 1988: 101ff)

Adritzky zufolge hat in diesem *Kommunikationsprozeß* der Wahrsager auf verbaler Ebene eine aktiv-interpretierende Rolle und fungiert als Medium für die Aussagen des Kokageistes, während er sich in einem „kreativen Denkprozeß" befindet. Auf nonverbaler Ebene treten der Wahrsager, der Patient und die anderen Anwesenden durch Gebete, Handhabung des Orakels, Rauchen von Zigaretten usw. in Kontakt. Neben diesen rituellen Elementen liefern der Tonfall, die Mimik, die Gestik, und die Kleidung der Anwesenden, dem Wahrsager eine Vielzahl an Informationen. Die Einbeziehung der Familienangehörigen, Freunden und Bekannten ist beim Orakellesen selbstverständlich und zwar nicht nur bei den Kokawahrsagern, sondern auch bei den *curanderos.* Die im Muster der Kokablätter repräsentierten Personen sind die früheren, gegenwärtigen oder zukünftigen Gruppenbeziehungen des Klienten. Diese Beziehungen beschreibt der Wahrsager und setzt alles in direkte Ratschläge oder Zukunftsdeutungen um. (vgl. Adritzky 1988: 116)

Auch die aus dem *Alten China* stammende und heute noch praktizierte, Wahrsagekunst fundiert auf der Darstellung eines „Prozesses" und nicht eines „Zustands". Sie wird vorwiegend mit Schildpatt und Schafgarbenstengel betrieben, wobei es heißt, daß die Schildkröte den Willen des Himmels, die Schafgarbe den der Erde erkundet.

Daraus wird einerseits das *Kien* – das Schöpferische – (es hat die Eigenschaft der Stärke und ist dem Himmel zugeordnet), und andererseits das *Kun* – das Empfangende – (ist mit Bewegung mit Holz und Donner verknüpft) „gelesen".

Die daraus resultierenden acht Bilder bilden nicht die Dinge ab, sondern ihre „Bewegungstendenzen". Hier gibt die Wahrsagung Auskunft über das unvermeidliche Künftige.

Es werden die gegenwärtigen Keime des Künftigen gesucht; der sich einstellende Text dient der Entscheidungshilfe, d.h. der Gestaltung des Schicksals. Aus diesem Wahrsageverfahren entstand ein Weisheitsbuch (vgl. Bonin 1978: 107).

Aus *Westafrika* ist ebenfalls eine meist als Orakel bezeichnete Übung, die in Yoruba *Ifa* heißt, bekannt. Es ist das Medium für die Gottheit *Orunmilla,* die zuständig ist für das Schicksal von Gottheiten und Menschen.

Nach einer Auffassung ist Orunmilla dabei, wenn das Schicksal eines Individuums am Anfang bestimmt wird, nach anderer aber ist er „der große Veränderer", der das Todesdatum verschieben kann.

Er ist der größte der Ärzte, der Arzt schlechthin. Orunmillas Orakel ist einerseits eine geomantische Divinationsform, zum anderen ausgearbeitetes metaphysischen System. *Ifa* wird gelegentlich personifiziert gedacht, gelegentlich als Synonym zu Orunmilla verstanden (vgl. Bonin a.a.O.:108).

Kommunikation in der Schulmedizin

Kommunikationsstörungen, die in ärztlichen Konsultationen im Rahmen der Schulmedizin auftreten, kommen in der traditionellen Medizin nicht vor.

Nach dem Ansatz des „symbolischen Interaktionismus" erscheint „Kommunikation" als ein Prozeß, in dem Menschen mit Hilfe von Symbolen (verbaler und nonverbaler Natur) einander wechselseitig Bedeutungen ins Bewußtsein rufen. Im Zuge symbolisch vermittelter Interaktionen aktualisieren wir (mit Hilfe der verwendenden Symbole) in unserem und im Bewußtsein unseres/unserer Kommunikationspartners nicht bloß Bedeutungen, sondern wir nehmen damit zugleich auch die Haltung des/der anderen uns selbst gegenüber ein.

Indem wir Symbole zum Zweck der Kommunikation verwenden, betrachten wir uns gleichsam aus der Perspektive unseres/unserer Kommunikationspartner, d.h. wir schlüpfen in die *Rolle* unseres jeweiligen Gegenübers. *Kommunikation beinhaltet also Rollenübernahme;* ...Diese (wechselseitig) erwarteten Interpretationsleistungen bestimmen schließlich auch in hohem Ausmaß den Ablauf der jeweiligen kommunikativen Interaktion.

Erfolgreiche „Verständigung" – so der Symbolische Interaktionismus – bedarf sogenannter „signifikanter Symbole", d.h. „Zeichen", die für *beide* Kommunikationspartner in einer *gemeinsamen* Erfahrungsgrundlage fundieren.

„Verständigung als das Ergebnis einer erfolgreich ablaufenden kommunikativen Interaktion glückt nur in jenem Maße, in welchem beide Kommunikationspartner über geteilte Erfahrungen und damit über eine gemeinsame Sprache sowie ein übereinstimmendes Wert- und Normgefüge und damit über einander entsprechende Verhaltenserwartungen verfügen" (Burkart 1995: 119).

Betrachtet man nun diese bestimmte Gesprächssituation unter dem Aspekt des kommunikationswissenschaftlichen *Symbolischen Interaktionismus,* könnte man Gründe für die stark auftretenden Kommunikationsstörungen – die wohl bemerkt in der traditionellen Heilkunde der Naturvölker kaum vorkommen! – vermuten.

Westliche Ärzte neigen oft dazu, sich möglichst wissenschaftlich auszudrükken, mit der Begründung einer exakten medizinischen Information. Medizinsoziologen berichten auch, daß Ärzte aus einem Bemühen um Aufrichtigkeit und Ehrlichkeit Informationen auf einer höheren Abstraktionsebene geben. Der Patient ist dann gezwungen, die Information als solche zu akzeptieren oder nicht.

In der zweifellos nicht ideal verlaufenden Kommunikationssituation zwischen Arzt und Patient spiegelt sich ganz deutlich eine Tatsache wider, die auch den großen Unterschied zur Heilkunde der Naturvölker ausmacht, nämlich daß die Kommunikationspartner nicht von einer gemeinsamen Erfahrungsgrundlage ausgehen, kurz gesagt nicht in einer gemeinsamen *„symbolischen Welt"* agieren.

Dabei könnten gerade die Emotionen, Vorstellungen und Phantasien, die Bereitschaft für Gegenübertragungs- und Übertragungsphänomene des Arztes als therapeutisches Instrument eingesetzt werden, statt sie von sich zu weisen.

„Der Arzt erlebt die Visitensituation anders als der Patient. Für ihn wird die Institution Krankenhaus mit ihren Bedingungen zur Routine. Er gelangt möglicherweise in seiner Sozialisation durch das Studium von Idealen zum Zynismus; er kommt über den Sektionstisch und die Naturwissenschaften zum Patienten. Er lernt von den älteren Kollegen das „Falldenken" und soll sich am den Idealnormen orientieren, die von ihm „affektive Distanz" fordern." (Siegrist 1972: 287). Arzt und Patient können sich ihre Erfahrungen und Erlebensweisen nicht mehr mitteilen.

Aber die Kommunikationsstörung liegt auch auf einer anderen Ebene: indem der Arzt von naturwissenschaftlichen Vorstellungen ausgeht, in dem Glauben, damit die Wirklichkeit der Krankheit zu treffen, vergibt er sich die Möglichkeit, mit dem Patienten zu interagieren, da dieser als Kranker in einer anderen Wirklichkeit lebt und sie auch so er-lebt.

Bleiben Emotionen des Patienten, seine Ängste ausgeklammert – und ihre Berücksichtigung ist nicht möglich unter Umgehung der Emotionen des Arztes – kann keine gemeinsame Wirklichkeit als Basis gefunden werden.

Am Ansatz des *Symbolischen Interaktionismus* soll deutlich werden, daß eine gemeinsame Wirklichkeit erst geschaffen werden muß, damit eine Verständigung stattfinden kann.

Weiterhin geht es, so wie in jeder beliebigen Interaktion, auch im Kommunikationsprozeß zwischen Arzt und Patient um einen weiteren Aspekt, nämlich der *Macht* der Information.

Im Interaktionsprozeß gibt es nach Hoffmann-Richter (1985: 432) zwei Arten zu informieren: die eine steigert die *Autonomie des Informierten* und die andere steigert die *Macht des Informierenden.* Demnach kann Information definiert werden, als die Wahrscheinlichkeit, Unsicherheit zu vermindern oder zu beseitigen.

„Der Arzt nun neigt nach einer Hypothese von Waitzkin und Stoeckles dazu, die Unsicherheit des Patienten aufrechtzuerhalten. Denn Unsicherheit besteht auf beiden Seiten; der Arzt kann sich in seiner aber durch seine Kompetenz von der des Patienten distanzieren und so seine Macht aufrechterhalten. Eine Erklärung für die Tatsache, daß Ärzte dazu neigen, die Unsicherheit des Patienten hinauszuzögern, wäre, daß sie damit deren Unsicherheit kontrollieren können“ (ebenda).

In fast allen medizinsoziologischen Untersuchungen über die Kommunikationsprozesse zwischen Ärzten und Patienten in der Visite, ist deutlich erkennbar, daß der Positionsinhaber (Arzt) Wege sucht und findet, sich emotional vom Patienten zu distanzieren.

Ein diese Tatsache unterstreichendes Merkmal seines Sprechverhaltens ist die auffällige *Ironie*, die bis zum *Zynismus* reicht.

Es ist für den Arzt zwar ein Mittel, durch die Krankheit ausgelöste Assoziationen zu verarbeiten, aber es führt oft zur Belustigung ober gar Verletzung des Patienten; er ist nämlich dabei selten der Adressat, der sich an der Belustigung mitfreuen kann.

Diese menschliche Distanz, die er ohne weiteres zu spüren bekommt, belasten ihn in seiner Streßsituation nur noch mehr, obwohl er im Gegenteil Gefühle der Solidarität, des Mitleids und der Geborgenheit für seinen Heilungsprozeß bräuchte.

Den Patienten interessiert vor allem, was ihm fehlt, wie es mit ihm weitergeht und wann er entlassen wird. Die Ärzte informieren hauptsächlich über Therapie (32% der Information), Untersuchungsergebnisse (12,7%), allgemeine Information zur Krankheit (11,6%) und akut auftretende Beschwerden (vgl. Witfeld 1978).

In allen Kulturen wird der interaktionelle Umgang in Bezug auf Erkrankungen in irgendeiner Weise ritualisiert. Aus der psychologischen Perspektive ist dies ein Versuch Angst zu reduzieren. Therapeutisch wirksame Mechanismen wie Projektion, Verleugnung und Identifikation werden hierbei eingesetzt.

Dieses ursprünglich vom Patienten ausgehende angstreduzierende Bedürfnis kann sich der Arzt leicht zunutze machen, indem er die Rolle übernimmt, die aus der Sicht des Patienten am ehesten Angst überwinden hilft.

Die Rolle des mit magischen Kräften ausgestatteten Überlegenen erleichtert den Zustand von Unsicherheit und Angst im Zusammenhang mit der Erkrankung ertragen zu müssen.

Daß aus dieser Form der Arzt-Patient Beziehung suggestive Kräfte entstehen, die therapeutisch wirksam sein können, ist durch jahrhundertealte Erfahrung bewiesen, wird aber als Mittel in traditionellen Gesellschaften viel bewußter eingesetzt als in der modernen Medizin, wo dieser Aspekt eher untergeht.

In der westlichen Medizin verhindern schon allein die rationale Gedankengänge, die Verwendung von Fach- und Hochsprache, die strenge Analyse von Sachverhalten eine Kommunikation über den Weg der *Metaphorik*, deren suggestive Funktion unbestreitbar ist.

Spence (1980) weist daraufhin, daß Metaphern durch ihre Vertrautheit einen Inhalt, einen Wunsch verbergen können, der sich dem aufmerksamen Zuhörer durch Betrachtung der einzelnen Worte enthüllt, so daß er mehr erfahren kann, als der Sprecher bewußt mitteilen wollte.

Zu den Funktionen der Metaphorik gehören nach Goebel (1980: 183-186):

1. Darstellung von Vielfältigkeit und Widersprüchlichkeit von Erleben.
2. Als Ausdruck kultureller und lebenspraktischer Erfahrung appelliert sie an den Kommunikationspartner, sich solcher Gemeinsamkeiten zu erinnern und bestimmter Assoziationen zu bedienen.
3. Distanz wird abgebaut, andere stärker gefürchtete Erlebnisanteile werden ausgeklammert; der Sprecher behält einen größeren Freiraum, da er sich nicht definitiv festlegen muß.
4. Durch Abschwächung aggressiver, ängstigender und unangenehmer Empfindungen in der metaphorischen Verkleidung können solche Gedanken „zu Sprache kommen".
5. Bezug auf den Gegensinn von ausgedrückten Eigenschaften, die zu beängstigend sein können, wird vermieden.
6. Schließlich wirkt die Metaphorik auf den Sprecher zurück, kann ihn näher an sein Erleben heranführen und ihm neue Erkenntnisse verschaffen. In diesem Sinn kann sie therapeutisch sein.

Traditionelles Heilen mit Hilfe von Kommunikation, Symbolen und Ritualen

Für die traditionelle Heilkunde der Naturvölker ist der Aspekt der Kommunikation bzw. der Auseinandersetzung mit der Einbindung des Patienten in seine soziale Umgebung – Heiler, Familie, Ahnen – die Achse, um der sich das Heilungsritual und somit der Heilungsprozeß dreht.

Wie des öfteren schon erwähnt, setzt hier Heilung ein tiefgehendes Verständnis der Krankheitsbedeutung voraus und die Identifikation einer zugrundeliegenden Ursache.

Da sich diesem Verständnis nach die Krankheit nie individuell ereignet, sondern auch eine Störung des sozialen Kontextes ausdrückt, wird auch die Wiederherstellung des sozialen Konsenses durch kollektiv praktizierte Rituale vermittelt.

Diese Rituale und die kommunikativen Fähigkeiten des Heilers sind von größter Bedeutung für den Heilungsprozeß. Heilen erfordert eine Fähigkeit, mit den Kräften umgehen zu können, von welchen angenommen wird, daß sie jedem lebenden oder toten Wesen eigen sind. Zwischen Heiler und Patient besteht ein intensives wechselseitiges Verhältnis und die Behandlung schließt die gesamte soziale Umgebung mit ein.

Ethnomedizinische Forschungen versuchen auf verschiedene Art und Weise das erfolgversprechende Heilungsrezept der Medizinmänner zu verstehen, analysieren und typisieren. Dieser Versuch gelingt aber nur teilweise, weil vieles rational nicht erklärbar, allein dem „geheimen“, „magischen“ Wissen des Heilkundigen eigen zu sein scheint.

Nichts desto trotz gibt die typisierende Beschreibung von Stumpfe (1983), der sich der *Methode der Heilkundigen* widmet, einige interessante Gedankenanstöße bezüglich des kommunikativen und sozialen Aspektes von Heilungsritualen.

Stumpfe betrachtet den Medizinmann als die zentrale Figur im Rahmen der ethnomedizinischen Betrachtungsweise (hier wird die Ausgestaltung des therapeutischen Ablaufs als die persönliche und individuelle Leistung des Medizinmannes verstanden und ist der Ausdruck der jeweiligen Heilerpersönlichkeit).

Das interessante hierbei ist, daß er die Therapie der Medizinmänner als *„Affekt-Therapie“* bezeichnet. Er meint, daß verschiedene Therapieformen jeweils den Zugang zu verschiedenen Bereichen des Menschen suchen, so zum körperlichen, intellektuellen oder affektiven.

Demnach behandle die westliche Medizin den Organismus und die modernen Psychotherapeuten würden zumeist versuchen, durch Erklärung und Diskussion den Patienten über seinen Intellekt zu einem Verständnis seiner Fehlentwicklung zu bringen, ihm etwas einsichtig zu machen und neue Verhaltensweisen einzuüben.

Der dritte der Therapieformen gehe über den Weg der *Gefühle und Affekte.* Hier stehe die Suggestibilität des Menschen im Vordergrund. Über diesen Weg versuchen die Medizinmänner Zugang zum leidenden Menschen zu finden.

Er betont, daß die erstaunlichen Leistungen der Medizinmänner damit zu erklären seien, daß der Mensch eben durch Gefühle und Triebe sehr bestimmt sei; die Möglichkeit, diese zu steuern, stelle eine wirksame Therapieform dar.

Auch Schröder betont die Rolle und weniger die Wirksamkeit des Medizinmannes, wenn er folgende notwendige Funktionen aufzählt, die zum therapeutischen Arbeitsfeld gehören:

1. Öffentlichkeit: die soziale Gruppe ist mitbetroffen und Krankheit wird in der Regel nicht versteckt
2. die gleiche Lebensumwelt
3. ein beeindruckendes Äußeres: der Medizinmann ist häufig mit Federn, Knochenteilen, Fetischen und Amuletten behängt und verfügt über üppig ausgestattete Wohn- und Praxisräume
4. der Medizinmann ist ein Vermittler zu höheren Mächten
5. die „Übermittlung des Kraftflusses" wird durch starken körperlichen Einsatz verdeutlicht; die Gruppe wird durch die Aktion in eine gleichgerichtete Stimmung versetzt, dadurch wird das Publikum ohne Distanz, Skepsis oder Kritik in den Heilungsprozeß integriert. Er kann nun die Handlung und den Ablauf gestalten und steuern, die Richtung verstärken oder hemmen. Hier liegt der Schwerpunkt des therapeutischen Könnens des Medizinmannes
6. Medizinmann und Gruppe teilen die gleiche Glaubensbasis, wodurch die Vertrauensbasis des Patienten unerschütterlich wird
7. der Kranke wird durch die heilende Bemühung in einen entsprechend entspannten Zustand versetzt, der Medizinmann kämpft für ihn
8. die Krankheit wird sinnenhaft dargestellt, der Medizinmann kann zum Beispiel die Krankheit aussaugen, ausmassieren oder den in den Körper gedrungenen Geist wieder sichtbar machen (vgl. Schröder 1986: 24).

Die oben genannten Komponenten verdeutlichen, warum solch ein Heilungsprozeß in der westlichen Medizin und Gesellschaft unvorstellbar ist, da hier u.a. die Krankheit als etwas Intimes, etwas zu Verbergendes verstanden wird.

Die traditionelle Heilkunde hält für das übergeordnete Ziel aller therapeutischen Bemühungen, nämlich die Wiederherstellung des Patienten, u.a. folgende Möglichkeiten bereit:

1. Einfangen einer geflohenen oder geraubten Seele
2. Kräftigung einer durch Substanzverlust geschädigten Seele
3. Wiederherstellung des ursprünglichen Gleichgewichts der Kräfte, die physische Kräftigung durch Arzneien
4. Phase der Anrufung der Geister

5. die Anwesenheit der gerufenen Geister selbst, wobei der Patient in einem tranceartigen Zustand als Medium des Krankheitsgeistes fungiert
6. die Austreibung dieses Geistes und mit ihm die Austreibung der Krankheit
7. die Stärkung der Abwehr des Patienten
8. der Patient wird in die Dorfgemeinschaft reintegriert (vgl. Schröder 1986: 30).

Aus der Fülle der so erreichbaren psychologischen und psychosomatischen Einflußfaktoren seien genannt:

„Die Einführung von Zuversicht, damit Auflösung resignativer Inaktivität oder Verkrampfung, die Ablenkung der Aufmerksamkeit von Krankheitssymptomen, Aktivierung von Emotionen und emotionale Umstimmung, die Aufhebung von Vereinsamung oder Auflockerung der Bindung an krankmachende Gruppenstrukturen, die Steigerung des Selbstwertgefühls“ (Figge 1986: 392).

Auch Patienten in den Industrieländern suchen und finden vermehrt Behandlung und Beratung bei traditionellen und alternativen Heilkundigen. Dabei stellt sich die Frage „Was macht deren Erfolg aus?“ , „Wie wirken sie auf die Patienten?“, „Auf welchem Weg wird das Wohlbefinden des Patienten gesteigert?“.

In einem Bericht über einen *Heilkundigen in Österreich* wird Folgendes als sein Erfolgsrezept genannt:

1. Bei Diagnose und Therapie wird der Mensch als Ganzes und in Verbindung zu seiner Umgebung (Familie, Beruf, Lebensweise) betrachtet und berücksichtigt.
2. Der Heilkundige bietet aufgrund dieser Betrachtungsweise eine Diagnose an, die der Patient für sich akzeptiert, und die seinem Verständnis von seiner Erkrankung entspricht.
3. Ein Gespräch zwischen Heilkundigen und Patienten, in dem die Krankheit und deren Ursache erläutert, sowie die Maßnahmen der Therapie besprochen werden, soll helfen, den Patienten zu mobilisieren, die Therapie anzunehmen. Es soll ihn vom Behandelnden zum Handelnden machen, zu jemand, der *aktiv* zu seiner Genesung beiträgt (Schuler 1986: 51f).

Das Gespräch stellt in seiner Behandlungsart das eigentliche Kernstück der Therapie dar. Ziel ist es den Patienten zu motivieren selber für seine Situation etwas Gutes zu tun, vielleicht sein Leben umzuorientieren, die Heilmittel zu nehmen, um damit aktiv zu seiner Genesung und später zur Erhaltung seiner Gesundheit beizutragen.

Er will seine Patienten darauf aufmerksam machen, daß sie „Menschen sind, keine Maschinen, die auf Knopfdruck jeder Zeit einsatzbereit sind. „Zwänge“, in die sich die Menschen aufgrund ihrer Lebensführung versetzten, „verkrampfen die Leute“ sagt er... (vgl. Schuler a.a.O. 47).

Heilmittel allein können nur Hilfsmittel sein, – so der Heilkundige – Ordnung in die Unordnung zu bringen. Ohne Veränderung der Lebensgewohnheiten werden sie auf Dauer keine Hilfe bringen. Diese Neuorientierung ist letztlich nur durch die Anstrengung des Patienten selbst zu erreichen und deshalb ist auch das Gespräch, die seelisch – geistige Betreuung des Patienten so wichtig (ebenda).

Das Vermitteln von Vertrauen und Zuversicht, der seelisch – geistige Beistand des Heilkundigen scheint eines der wichtigsten Heilmittel im „Weg über die Affekte" zu sein.

Der *h'ilol* der Maya ist ein weiteres Beispiel für einen Therapeuten, der auch Kultführer für seine Gemeinschaft ist. Seine Aufgabe ist die Durchführung der Rituale sachgemäß anzuordnen bzw. zu organisieren.

Der *nganga* der Bantu (Afrika) kennt die durch Gottheiten, Ahnen und Menschen in Gang gesetzte Kräfte und die Mechanismen, welche diese Kräfte steuern; er besitzt die erworbene oder gelernte Macht, in diese Zusammenhänge einzugreifen, wie auch die Fähigkeit, dieses Wissen dem Patienten auf einer ihm *verständlichen Ebene zu übermitteln.*

Dazu muß er auch seiner Rolle gemäß auftreten; damit verbunden sind etwa Rhythmus, Musik, das Singen von Texten, Tanzen etc., kurz: ein die Emotionen mitsteuernder Kontext (Hinderling 1981b : 122).

Witch-doctors haben die Aufgabe, die verhängnisvollen Hexenkräfte aus dem Patienten zu vertreiben. Damit scheinen sie dem Exorzisten große Ähnlichkeit aufzuweisen, doch darf man annehmen, daß dabei die *Beteiligung der Gruppe* des Patienten besonders wichtig ist, weil die afrikanische *witchcraft* im besonderen Maße als ein soziales Übel erscheint (ebenda).

Die stärkende Wechselbeziehung zwischen Heiler, Patient und Gemeinschaft als eine der wirkungsvollsten Komponenten im Heilungsritual

In der traditionellen Therapie finden die soziale Beziehungen intensive Beachtung. So gibt es Rituale des Aussprechens geheimen Grolls und der *öffentlichen Beichte*. Illegitime Beziehungen müssen geordnet, verfeindete Personen ausgesöhnt werden. Durch gemeinschaftliche Fürbitte und gemeinschaftliches Mahl werden die Kräfte der Gruppe für den Kranken mobilisiert.

Folgendes Ritual beschreibt, wie sich ein solcher Heilungsprozeß vollzieht:

> Der Diagnostiker hatte als tiefsten Grund für die Erkrankung eines Dorfangehörigen den Zerfall der Dorfordnung mit Mißachtung der Sitte, geheimer Mißgunst und ehelicher Untreue ermittelt.

Dies führte zur Schwächung des Patienten und zum Zorn des Ahnherrn, dessen Geist den Patienten biß. Der eingedrungene Zahn war nun die unmittelbare Ursache der Krankheit.

Die Therapie, die das *ganze Dorf für mehrere Tage in Atem hielt*, umfaßte zunächst ein kathartisches Aussprechen allen Grolls mit Versöhnung und *gegenseitigen Hilfeleistungen* (Wiederherstellung des Gruppenzusammenhalts); weiter ein Opfer- und Reinigungszeremoniell (Aussöhnung der Ahnen, Beseitigung übler Einflüsse); das Aussagen des krankmachenden Agens mit Hilfe von Skarifizieren; zugleich die Stärkung der Lebenskräfte des Patienten durch Medizinen und durch Riten, an denen das *ganze Dorf teil hatte.*

In der Folge wurde der Patient in eine Kultgemeinschaft initiiert, und es kam zu einer Umstrukturierung der Gruppe mit entscheidender Verbesserung der sozialen Situation des Patienten (Pfeiffer 1981: 19).

Auch die Aufgabe des *euroasiatisch-nordamerikanischne Schamanen* liegt nach Hofer darin Mißstände, Störungen, Krankheiten, und Angstzustände, jegliche außergewöhnliche Ereignisse und Zufälle, welche die Gemeinschaft beunruhigen, zu beheben, auszugleichen und das Ganze wieder zu harmonisieren.

Wenn er in Aktion tritt, finden wir ein enges Verhältnis zwischen Schamane und Zuhörer, die kollektive Teilnahme verleiht dem Schamanen auch die Kraft für die ekstatische Versenkung, die nach festen Regeln in einem überlieferten und allen vertrauten Vorbild abläuft.

Dadurch wird der Schamane wiederum kontrolliert. Im Rahmen seiner heilenden Aktion unternimmt der Schamane in Ekstase, die mit oder ohne Drogen, aber immer mit Trommel und Sprechgesang zwischen ihm und den Geistern herbeigeführt wird, seine „getanzte Reise“ in das Jenseits, aus dem er z.B. die Seele des Patienten wieder zurückholen kann.

Der *australische Medizinmann* erhält seine Erkenntnisgabe durch das Träumen. Die unberechenbare und angsterregende Erkrankung wird durch den Traum erklärt, auf etwas Bekanntes zurückgeführt und wirkt somit weniger bedrohlich.

Auch hier erfolgt die Wirkung der meisten Medizinmänner meistens in der Öffentlichkeit. Sie führen vor allen Augen einen dramatischen, zugespitzten Kampf gegen die Absender der Krankheit. Bei einem solchen Kräftevergleich kann auch der heilende Medizinmann einmal unterliegen. Dies kann unter Umständen sogar für ihn oder den Kranken tödlich sein.

Die intensive Bemühung um den Kranken durch den Medizinmann und die teilnehmende Gemeinschaft sowie die Ablenkung von der Krankheit durch die dramaturgische Gesamtleistung der „Medizinmann-Aktion“ wirkt aber im allgemeinen bessernd auf den Kranken.

Zusammenfassend könnte man also festhalten, daß die heilende und stärkende Wirkung des Medizinmannes sich nicht nur auf das kranke Individuum beschränkt, sondern auch auf die Gruppe ausstrahlt. Umgekehrt verstärkt die rituelle Teilnahme der Gruppe die emotionale Intensität des Patienten und die Wirksamkeit des Heilers.

Der Schamane besitzt in der Regel die Fähigkeit die Seelenlage des Einzelnen zu beobachten und sich mit der Ausdrucksweise des Einzelnen vertraut zu machen. So trägt er zur sozialen Sicherheit in der Gemeinschaft bei, wird zu einer Institution, die diese stabilisiert. Er ist eingebunden in ein Weltbild, das alle Menschen einer Kultur einheitlich begreifen und das um eine zentrale Idee aufgebaut ist (Schröder 1986: 24).

Trotzdem ist dieser besondere Status und diese wichtige Funktion der Medizinmänner für die Gemeinschaft kaum durch äußere Kennzeichen erkennbar.

In Gegensatz zu hochspezialisierten Gesellschaften, wo „Seelsorger" in der Regel anders als ihre Mitmenschen leben – meistens asketisch – oder „heilende Persönlichkeiten" besonderen Respekt, Privilegien und gesellschaftliche Stellung genießen, sind die entsprechenden Persönlichkeiten bei den Naturvölkern in der Regel kaum von den anderen Menschen zu unterscheiden.

Zum Beispiel stammen die Umbanda-Priester (Brasilien) aus den verschiedensten sozialen Umgebungen, haben verschiedensten Bildungsstand, viele sind verheiratet, haben Kinder, gehen einem Beruf nach.

Sie eignen sich also, wenn man das so sehen will, gut als Identifikationsfiguren. Durchgängiges Merkmal ist allerdings ihre überlegene Ruhe, und ihr ausgeprägtes, selten zur Schau getragenes Selbstbewußtsein.

Interessant ist auch, daß die populärsten Priester relativ jung sind. Dahinter steckt nämlich der Glaube, daß man mit zunehmenden Alter an „Kraft" verliert; der magische Heiler darf nicht den Eindruck erwecken, daß er sich nicht einmal selbst zu helfen weiß (vgl. Figge 1986: 393).

Heilung durch gemeinsame Trancezustände mittels Musik und Trance

Wissenschaftler fanden bei 90% von 488 untersuchten Ethnien Rituale mit Trancezuständen, zwecks religiöser Handlung und Therapie (Luczak 1995: 32).

Diese Erkenntnisse scheinen von selber etwas zu bezeugen, was aber wissenschaftlich noch mangelhaft belegt werden konnte: nämlich warum und in welcher Art und Weise ein Trancezustand den Heilungsprozeß beeinflußt.

Fest steht, daß die Kraft der Suggestion auf die Muskeln und sogar auf das Hormonsystem, auf Nerven- und Abwehrzellen wirken kann. Die „moderne" klinische Hypnotherapie hat diese Effekte „neu" entdeckt und potenziert sie durch den Trancezustand.

Hier heißt es, dem Patienten in Hypnose zu vertrauen. Dessen Unbewußtes wisse am besten, wie es helfe – und damit dem Organismus. In der hypnotischen

Trance rückt das Rationale in den Hintergrund und das Unbewußte wird für therapeutische Zwecke vorübergehend in den Vordergrund geholt (vgl Luczak a.a.O.: 31).

Wissenschaftler sehen in der ekstatischen Trance eine Art von „Urmedizin" mit „psychohygienischer Funktion" auch für die Gemeinschaft: Spannungen werden abgebaut.

Ein charakteristisches Beispiel liefert Biesele (vgl. Biesele 1986: 201-217) durch die Beschreibung des *Giraffe-Tanzes* bei den !Kung in Afrika.

Die !Kung treffen sich oft in Gruppen, um zu singen und zu tanzen; Tänze, die *tshxeni tshxi* (ein Lied tanzen) genannt werden, finden ca. einmal pro Woche statt, wie man es gerade für notwendig oder wünschenswert hält.

Im Idealfall dauern die Tänze die ganze Nacht und lösen sich erst gegen Morgen auf, nach einem letzten heftigen Ausbruch von Gesang und Heilung, der in der Morgendämmerung stattfindet.

Wesentliches Ziel des Tanzes ist die *Heilung* derjenigen, die krank sind oder sein könnten, und die Abwendung von Mißgeschicken, welche die Gruppe als Ganzes bedrohen könnten. Durch die physische und künstlerische Disziplin des stark strukturierten Tanzes, wird in einigen Tänzern ein veränderter Bewußtseinszustand hervorgerufen, der Nutzen für die ganze Gruppe bringt.

Die !Kung glauben, daß durch den Tanz regelmäßig ein Kontakt mit der Welt der *//Gauwa*, ihrer Götter, und der Welt ihrer Ahnen, *//gauasi*, hergestellt wird.

Alle, die zum Tanz kommen, sagen, daß sie eine erhebende Energie erfahren, die sie für nötig halten und als normalen Teil ihres Lebens ansehen. Sie sind damit von der psychischen Heilung, die im Tanz verfügbarer ist, abhängig, ein offenbar viele Jahrhunderte alter Bestandteil ihrer Kultur.

Der Tanz gibt allen Teilnehmern ein erhebendes Gefühl, weil an einer konzentrierten Anstrengung der ganzen Gemeinschaft, Gefahr Krankheit abzuwehren, teilgenommen haben. Dieser große Heiltanz verkörpert die zentralen Werte der !Kung: Egalität und gemeinsame Anstrengung gegen Unglück.

Die in der Trance befindlichen Männer und Frauen gehen zu Kranken und denen, die sich unwohl fühlen, und heilen sie durch Handauflegen, wobei ihre Hände durch die Kraft des *u/um* zittern. Einige *k"xausi* können in die Stadt der *//Gauwa* im Himmel reisen, um dort um Rückgabe der Seelen der Kranken und Sterbenden zu bitten.

Das Musizieren bei der Krankenbehandlung ist außerordentlich verbreitet. Als Rhythmusinstrument dient in Südamerika weithin die Kalebassenrassel, während die typische Schamanentrommel in Eurasien und Nordamerika verbreitet ist.

Bisweilen erfahren die Kalebassenrasseln sogar eine Art Kult mit Nahrungsopfern (Tupinamba/Brasilien) (Lind 1978: 60). Bestimmte Melodien rufen die Hilfsgeister herbei (Lengua/Feuerländer).

Bei den Ayore ist der Gesang des Schamanen eine Wiederholung des schamanistischen Dialogs. Daneben spielt Musik eine Rolle zur Erzeugung der Trance (Lengua, Feuerländer, Araukaner) (ebenda).

Selten wird die Musik nicht auch von Tänzen begleitet. Teils tanzt der Kranke selbst, teils tanzen Heilkundige und Chor. Sowohl getanzte Gebete als auch magische Heiltänze kommen vor; und das nicht nur im außereuropäischen Raum.

Ein atemberaubendes Ritual namens *„Anastenaria"*, das nicht nur auf Gebet, Musik, Tanz, Opfergabe(!) und Trance (Besessenheit) fundiert, sondern die Eingeweihten auf glühender Kohle (bis zu 800 Grad Celsius) laufen läßt, findet im zeitgenössischem *Griechenland* jedes Jahr statt.

Die *Anastenaria* (wörtlich: Seufzerei) finden jeweils vom 20. bis 23. Mai im Norden Griechenlands in den Orten Agia Eleni, Langadas und Meliki statt und es wird angenommen, daß es Überbleibsel des alttümlichen *dionysischen* Kultes (Dionysos: Gott des Rausches und der Sinnlichkeit) in Thrakien darstellt.

Anlaß zu dieser Festlichkeit ist die Verehrung des Heiligen Konstantin und der Heiligen Helena, vor deren Ikonen die Gläubigen eine ganze Nacht „wachen" und in einer Atmosphäre nächtlicher Konzentration in Ekstase geraten, um dadurch den Kontakt zum Schutzheiligen herzustellen.

Die am nächsten Tag durchgeführte Opfergabe findet unter großen Bäumen, wo Ikonen angebracht sind, statt; das Opfertier wird auf eine Art geschlachtet, daß das „Blut die Erde tränkt", und wird in der Folge von der Gemeinschaft zubereitet und verzehrt.

Im rhythmischen Klang der Trommeln wird in der Folge bis zur Erschöpfung getanzt, während die Tänzer „Seufzer" von sich geben; oft werden dadurch auch Besessenheitszustände hervorgerufen, wofür es Ausdrücke wie „der Heilige hat sie ergriffen" oder „die Ikone ruft sie" gibt.

Aber der wichtigste Moment im Ritual ist das *Feuerlaufen.* In einem Trancezustand, der das Empfinden von Schmerzen nicht mehr zuläßt, stürzen die Gläubigen barfuß auf die glühenden Kohlen während sie die Ikonen halten.

Die suggestive Kraft des Glaubens, daß in der schwarzen Asche, die von den Kohlen überbleibt, die Krankheit und das Unglück „hängen" bleiben, verleiht ihnen vielleicht den dazu nötigen Mut und die Zuversicht, daß sie von ihren Heiligen beschützt werden.

Trotzdem wird „der Lauf mit der heiligen Ikone über das Feuer von der orthodoxen Kirche Griechenlands als grobe Verletzung der kirchlichen Regeln, als heidnischer Brauch, als besondere Verfehlung eingestuft. Das gipfelt letztlich in der Opferung des geweihten Tieres" (Störtenbecker 1994: 86).

Seit Jahren versucht die Wissenschaft zu ergründen, wie es gelingt, unversehrt über glühende Kohlen zu schreiten. Doch die Ergebnisse erwiesen sich als eher bescheiden:

die Gehirnströme belegten, daß die Sensibilität gegenüber Schmerz verringert wird, womit eine Widerstandskraft gegenüber Verletzungen aufgebaut wird (Störtenbecker a.a.O.: 86).

Auch Untersuchungen an der Universität Tübingen legen nahe, daß „ekstatische“ Bewußtseinszustände sich von dem „entspannten Wachzustand“ der leichten hypnotischen Trance teilweise unterscheiden.

Da sich im *schmerzblockierenden* „Mikroschlaf“ der Ekstatiker gleichzeitig der Puls erhöht, wird auch von „paradoxem Erregungszustand“ gesprochen: passives Gehirn, aktiver Körper; – „gehen“ auf 800 Grad Celsius glühender Kohle, müßte tatsächlich ein solcher sein.

Abschließend sollte aber schon erwähnt werden, daß man sich nicht immer darauf verläßt, die transzendenten Krankheitsursachen auf gedankliche, sprachliche oder lärmende Weise zu vertreiben bzw. sie durch Versprechungen oder attraktive Angebote zu überzeugen.

Eine grundsätzliche Maßnahme bei *schweren* Krankheiten ist bei allen Völkern die Einhaltung von *Ruhe*, soweit das möglich ist. Dem entspricht auf seiten der Gemeinschaft die Pflege und womögliche Übernahme der Pflichten, welche bis dahin der Kranke ausfüllte, wodurch die Ruhe ja erst möglich wird. Eng verbunden damit ist die Frage des Krankentransportes zu einem Platz, wo Ruhe, Pflege und Behandlung möglich sind (vgl. Lind 1978: 61).

Schlußwort

Man sollte sich vor Augen halten, daß jedes medizinische System kulturell konstituiert ist. Die naturwissenschaftliche Biomedizin ist dabei keine Ausnahme. Auch sie entstand unter bestimmten historischen, sozialen u.a. Umständen und Bedingungen. Sie ist weit davon entfernt universelle und allgemeingültige Aussagen über medizinische Phänomene treffen zu können. Es ist nichts Neues, daß sie recht effizient akute Krankheitserscheinungen behandeln kann, aber so gut wie ratlos gegenüber der Heilung chronischer Erkrankungen steht.

Die Frage nach der Effizienz kann aber ohnehin nicht den Kern der Problematik treffen. Denn auch die Effizienz kann und soll aus verschiedenen Perspektiven gesehen werden.

Vielleicht hat die Biomedizin die Perspektive des Patienten für eine zu lange Zeit vernachlässigt und findet deswegen nur schwer den Ausweg aus der heutigen Krise.

Für den Patienten ist erfolgreiche Therapie alles, was ihm Wohlbefinden bereitet. Aber der Begriff des Wohlbefindens ist ein äußerst subjektiver Zustand und kann unmöglich allgemeingültig definiert sein. Viele Einzelheiten und Einzigartigkeiten in der Biographie, im kulturellen Ursprung, in der Weltanschauung von Individuen, sind miteinander verflochten und definieren unterschiedlich sogar im Laufe eines Lebens den relativen Zustand des Wohlbefindens.

Krankheit und Kranksein ist ein mindestens ebenso komplexer Sachverhalt, dessen Reduktion auf die Ebene „äußerer" Erscheinungen, extrem arme Erkennungs- und Behandlungsversuche liefert.

Der „distanzierte, ärztliche Blick" bewirkte vor allem eins: Der Arzt kann durch ihn seine Emotionen ausschalten und seine Betroffenheit hinter der „objektivierenden" Kompetenz verstecken. Damit ist er aber längst dem Problem nicht auf den Grund gekommen und kann kaum eine umfassende Heilung herbeiführen. Und zwar nicht nur die Heilung des Patienten sondern auch seiner Selbst.

Wenn man durch die „Wunden" seiner Mitmenschen, die eigenen zu sehen vermag, um mit gegenseitiger Unterstützung verstärkt und geheilt aus solch einer Konfrontation herauszukommen, hat man einen wichtigen Heilungsschritt gewagt!

Ein Wissen, das Heilerpersönlichkeiten anderer Kulturen als selbstverständlich ansehen und zu nutzen wissen. Vielleicht, weil sie in einer sozialen Umgebung heilen können, die ebenso empfänglich für das menschliche Leid ist.

Literaturverzeichnis

Adritzky, A. 1988: Wahrsagen und Lebensberatung. Ethnopsychologische Aspekte des Koka Orakels in Peru . Aus: CURARE Vol.11, 2/88, S. 99-116.

Bichmann, Wolfgang 1995: Medizinische Systeme Afrikas. Aus: Pfleiderer et al. Ritual und Heilung. Eine Einführung in die Ethnomedizin. Berlin: Dietrich Reimer Verlag. S. 33-65.

Biesele 1986: Heilen bei den !Kung. Aus: CURARE, Sonderband 5. S. 205-217.

Bonin, Werner 1978: Der Geist der Medizin und das nichtaristotelische Denken. Aus: Curare, Vol. 2. S.109-119.

Burkart, Roland 1995: Kommunikationswissenschaft. Grundlagen und Problemfelder. Umrisse einer interdisziplinären Sozialwissenschaft. 2. Auflage. Wien.

Ferber, L. 1975: Die Relevanz sprachsoziologischer Forschung für die Medizin. Aus: Lüth, Paul (Hrsg.). Kommunikation in der Medizin. Aufsätze zu ihrer Theorie und Praxis. Stuttgart: Hippokrates Verlag. S. 153-167.

Figge, H. Horst 1986: Heilerpersönlichkeit und Heilungsbereitschaft der Hilfesuchenden. Aus: CURARE, Sonderband 5. S. 387-398.

Hinderling, Paul 1981: Ist der „Medizinmann" ein Divinator, Exorzist, Heilkundiger, Hexendoktor, Kräuterarzt, Kultführer, Orakelsteller, Schamane, Seher, Wahrsager, Zauberer? Aus: CURARE, Vol. 4. S. 115-127.

Hoffmann-Richter, Ulrike 1985: Der Knoten im roten Faden. Eine Untersuchung zur Verständigung von Arzt und Patient in der Visite. Aus: Ehlich, Konrad (Hrsg.). Arbeiten zur Sprachanalyse. Band 4. Frankfurt am Main: Verlag Peter Lang.

Leach, Edmund 1978: Kultur und Kommunikation. Frankfurt am Main. Verlag Suhrkamp.

Lind, Ulf 1978: Medizin bei Naturvölkern. Aus: Schipperges et al. (Hrsg.). Krankheit, Heilkunst, Heilung. München:Verlag Karl Alber. S. 35-81.

Lipross, Otto 1969: Logik und Magie in der Medizin. München: J.F. Lehmanns Verlag.

Luczak, Hania 1995: Hypnose. Die Macht des verborgenen Ich. Aus: Zeitschrift GEO: Februar 1995. Nr. 2. S. 16-36.

Pfeiffer, Wolfgang 1981: Traditionelle Heilkunst und naturwissenschaftliche Medizin. Aus: Medizin Mensch Gesellschaft. Band 6. Heft 1. März 1981. S. 14-21.

Pfleiderer, Beatrix 1986: Charismatische Zeichen. Ein Beispiel aus Nordindien zur Problematik der Wahl der Heilinstanz. Aus: CURARE, Sonderband 5. S. 267-277.

Raum, O.F. 1986: Die Heiler bei den südafrikanischen Xhosa. Aus: CURARE, Sonderband 5. S. 145-170.

Schröder, Ekkehard 1986: Einige Aspekte zur Frage der Typologie von Heilkundigen. Aus: CURARE, Sonderband 5. S.19-32.

Schuler, Judith 1986: „Ich bin der Abort der Wissenschaft". Zu Besuch bei einem traditionellen Heilkundigen in Österreich. Aus: CURARE, Sonderband 5. S. 45-54.

Siegrist, J. 1972: Erfahrungsstruktur und Konflikt bei stationären Patienten. Zeitschrift für Soziologie. Jahrgang 1. Heft 3. S.271-280.

Spence, D.P. 1980: Lawfullness in Lexical Choice: A Natural Experiment Journal of the American Psychoanalytic Association. Bd. 28. S.117-132.

Störtenbecker, Rainer (Hrsg.) 1994: Lauf übers Feuer (Mazedonien). Aus: Geheimnisvolles Griechenland. Kulte-Mysterien-Rituale. Buxtehude: Vis-A-Vis Verlag.

Stumpfe, Klaus Dieter 1983: Die Heilmethoden der Medizinmänner. CURARE, Vol.6. S. 25-31.

Witfeld, F. 1978: Informationsübermittlung während der ärztlichen Visite auf einer internistischpsychosomatischen Krankenstation. Med. Dissertation. Ulm.

Störtenbecker, Rainer (Hrsg.) 1994: Lauf übers Feuer (Mazedonien). Aus: Geheimnisvolles Griechenland. Kulte-Mysterien-Rituale. Buxtehude: Vis-A-Vis Verlag.

Stumpfe, Klaus Dieter 1983: Die Heilmethoden der Medizinmänner. CURARE, Vol.6. S. 25-31.

Witfeld, F. 1978: Informationsübermittlung während der ärztlichen Visite auf einer internistischpsychosomatischen Krankenstation. Med. Dissertation. Ulm.

Socio-economic differentials in suicide in France: a causal analysis

Pierre Surault[1]

The data published in France, though scarce and fragmented, enable us to underscore the reverse relationship between the social status and the male mortality by suicide. The longitudinal studies conducted by INSEE[2], the French National Institute of Statistics and Economic Studies, hereafter NISES, consist in observing the deaths in a representative sample of many hundred thousand individuals, drawn from the census (Desplanques, 1985 and 1993). For the period 1980-1989, for instance, the mortality rate by suicide for men aged from 45 to 54 years was nearly four times higher for the unskilled workers than for engineers (Tables 1 and 2, Figure 1). The only exception to the negative correlation between suicide and the position occupied in the social hierarchy lies in the case of farmers, whose suicide rate is among the highest (Figure 2), whereas they are usually classified at the level of the medium classes, and their life expectancy is higher than the average.

The INSERM[3], National Institute of Health and Medical Research, uses the method consisting in comparing the deceases recorded in the register of deaths, in general during the years closed to a census, to the number corresponding to the census. The major inconvenience of this method is that the profession is not recorded in the register of deaths the same way in the census, hence a risk of distortion. The results obtained using this method globally confirm the previous (Table 3) (Haut Comité de la Santé Publique, 1994).

For women, regardless of the method used, the social gap is much smaller than for men, and the relationship to the social status is not so clear. Farmers are characterized by the highest suicide rate (Tables 3 and 4).

The social characteristics of the mortality by suicide correspond to that of mortality imputable to other causes (excepted AIDS), and one can therefore affirm that freely chosen death contributes, like the other causes of death, to social inequalities in the face of death, which are particularly manifest in France (Table 2) (Surault, 1995a).

The available data on the characteristics of the mortality by suicide are not relevant enough to help explain which factors of risk appear, perhaps in a cumu-

1 Institut d'Economie Régionale et Sociale, Université de Poitiers (France).
2 Institut National de la Statistique et des Études Économiques
3 Institut National de la Santé et de la Recherche Médicale

lated manner, more frequently in the categories with high level of mortality. Even if the different characteristics of suicide attempts make it a distinct fact of life (Baudelot, Establet, 1986), the results of various enquiries in hospitals lead to conclusions about those who commit suicide, that encourage further reflexion ; it is a combination of many risk factors that increases the suicide propensity, namely : personal medical factors (poor health, fatigue/tiredness, depressive state of mind, sleep disorders, over-consumption of psychotropic drug, of tobacco, of alcohol, and drugs), family factors (situations of stresshurt : bereavement, separation, divorce, disturbed relationships, incest, etc...), and social factors (social and relational loneliness, social integration difficulties, professional problems, fostering in institutions...) (Debout, 1996).

Here we wanted to prove that in the chain of the variables (Figure 3) linked between them, and liable to lead to the development of suicide tendencies, unskilled workers, compared to executives, are characterized by an accumulation of the pejorative aspects of these variables.

To compare the relative situation of managerial and the unskilled workers, but also the unemployed when data are available, 47 variables have been retained, and grouped in five categories, in relation with those of the Figure 3 : 1. Social origine and level of education; 2. Employment and work conditions ; 3. Standard of living ; 4. Lifestyle (with two sub-categories : social and family integration, and tobacco and alcohol consumption) ; 5. State of health.

The values, drawn from different enquiries, notably of the NISES (Herpin, 1988 ; Manon, 1996), have been expressed as indices, on a 100 basis, for all the socio-professional categories, the pejorative character being expressed by an index higher than 100 : for instance, in 1993, 38% of the unskilled workers did not go on holidays (index 121) versus 6,8% of the executives (index 22) and 31,4% of the total population.

The graphic representation (Figure 4) shows that there is only one case where the pejorative character of variables is higher for managerial than for unskilled workers : it is a longer working week (more than 45 hours), more frequent for the executives (36,1% of them) than for the unqualified workers (8,3%). In all the other cases, the « disadvantage » is higher for the unqualified workers.

Considering this information, workers – and more especially, among them, the non qualified – are then characterized, compared to the average, and further compared to the high staff, by : a modest social origin, various childhood problems (Menahem, 1994), and a low level of instruction, which explains why the total assets and human capital (cultural, social, economic and sanitary) entering into the adult age are rather low, though determinant in the conditions of work and employment, way and conditions of life and, henceforth, the state of health (Surault, 1995b).

For example, one can notice for the unqualified workers high rate and risk of unemployment, a more frequent job insecurity, hard-working conditions, bad housing conditions, money problems cleading to restrictions, notably on health care (Berthuit and al., 1995). Their sociability is more reduced (Héran, 1988) and their consumption of tobacco and alcohol high.

From these it follows that they have a less favourable health state than the average (Bocognano and al., 1995) which, in turn, can affect work, living conditions and lifestyle.

The accumulation of the pejorative aspect of these different interdependent variables can promote anxiety, excessive stress (Rapport Santé Québec, 1988 ; Hasan, 1989), various mental troubles, and a depressive state, resulting eventually in the development of suicidal tendencies.

One can then come to the conclusion that the social gap in suicide rates, as well as that of the total mortality, reflect, globally, the social inequalities inherent to the mechanisms of reproduction and the functioning of our societies.

The special case of the farmers can be explained by their family loneliness (high rate of single status), by their geographical and social isolation, by a crisis of professional identity, by their economic difficulties (frequently heavily in debt). These suicides reflect all the characteristics of anomic suicide (lack of regulation), but also that of egoistic suicide (lack of integration) according to Durkheim (Durkheim, 1993 ; Surault, 1995c) : for four decades now, the norms of this social group and of the profession have been deeply changed, as well as the values underlying or resulting from them.

References

BAUDELOT C. et ESTABLET R., (1986) – Durkheim et le suicide, PUF,.

BERTHUIT F., KOWALSKI A-D. et COLLERIE DE BORELY A., (1995) – Le sentiment de restrictions. Evolution, signification, CREDOC, Cahier de Recherche, n° 67, février.

BOCOGNANO A., GRANDFILS N., LE FUR P., MIZRAHI An. et MIZRAHI Ar., (1995) – Santé, soins et protection sociale en 1993, CREDES,.

DEBOUT M., (1996) – Le suicide, Ellipses,.

DESPLANQUES G., (1985) – La mortalité des adultes, Les Collections de l'INSEE, série D, n° 102, janvier.

DESPLANQUES G., (1993) – "L'inégalité sociale devant la mort", in La Société Française, Données sociales, INSEE, , 251-258.

DURKHEIM E., (1993) – Le suicide (Alcan, 1897), PUF, (7e éd.).

HASAN J., (1989) – "Way-of-life, stress and differences in morbidity between occupational classes", in FOX J. (éd.), Health inequalities in European countries, Aldershot, Gower, , 372-385.

Haut Comité de la Santé Publique, (1994) – La santé en France. Annexe : travaux des groupes thématiques, La Documentation Française,.

HERAN F., (1988) – "La sociabilité, une pratique culturelle", Economie et Statistique, n° 216, décembre, 3-22.

HERPIN N., CHOQUET O., KASPARIAN L. et VERGER D., (1988) – "Les conditions de vie des ouvriers", Economie et Statistique, n° 208, mars, 53-59.

MANON N., (1996) – Conditions de vie des ménages. Enquêtes 1986-1987 et 1993-1994, INSEE Résultats, Consommation – Modes de vie, n° 79, février.

MENAHEM G., (1994) – Problèmes de l'enfance, statut social et santé des adultes, CREDES, (Rapport de l'enquête Santé Québec 1987, (1988) Et la santé, çà va ?, T.1, Les Publications du Québec).

SURAULT P., (1995a) – "Inégalités sociales devant la santé et la vie dans les pays du Nord", in GERARD H. et PICHE V. (dir.), La Sociologie des populations, Presses de l'Université de Montréal, , 235-255.

SURAULT P. (1995b) – "Logique économique et inégalités de santé", Prévenir, n° 28.

SURAULT P. (1995c) – "Variations sur les variations du suicide en France", Population, n° 4-5, juillet-octobre, 983-1012.

Social class	1956-1960	1960-1969	1975-1980	1980-1989
1 – Upper white-collars, professionals	16	14	19	28
2 – Primary school teachers	18	18	21	36
3 – Middle white-collars	26	26	21	38
4 – Lower white-collars	30	25	26	39
5 – Self-employed	33	35	30	44
6 – Skilled workers	39	39	34	52
7 – Semi-skilled workers	48	49	44	79a
8 – Farmers	61	65	55	83
9 – Unskilled workers	79	92	61	
10 – Agricultural workers	94	91	77	85

TABLE 1 – Suicide rates (per 100 000) by social class
Men 45-54 years – France
Source : INSEE –
a. (7) + (9)

C.S.P.	Trans-port - accident	Suicide	Infective deseases	Diseases of the circulato-ry system	Diseases of the resprato-ry system	Diseases of the digestive system	Cancer	Total
Teachers	11	26	9	60	3	11	100	270
Engineers	19	24	4	70	4	9	146	338
School teachers	12	36	10	80	7	22	138	357
Shopkeepers	23	37	8	114	5	13	164	448
Middle white collars	23	30	14	108	7	28	205	488
Farmers	16	83	5	109	16	43	172	540
Artisans	35	46	7	131	10	41	230	584
Employees	26	48	11	155	18	66	338	782
Skilled workers	36	53	9	163	21	75	389	873
Unskilled workers	33	79	10	183	29	99	454	1069
Agricultural workers	60	85	6	233	20	102	423	1166
TOTAL	25	52	10	135	20	71	320	768

TABLE 2 – Mortality rates (per 100 000) by social class and cause of death.
Men 45-54 years – 1980-89 – France
Source : INSEE.

Social groups	**Men**	**Women**	**TOTAL**
Farmers and agricultural workers	43,5	10,5	32,9
Artisans, shopkeepers, employers	29,1	8,0	22,5
Upper white collars, professionals	13,2	6,6	11,1
Middle white collars	19,9	9,6	15,4
Employees, workers	35,8	8,4	20,0
TOTAL Active	**28,9**	**8,4**	20,0

TABLE 3 – Comparative suicide rates by social group –
Active 25-54 years – 1988-92 – France
Source : INSERM.

Social class	Suicide rates
Unskilled workers	7
Employees	8
Upper white -ollars	9
Middle white-collars	9
School teachers	10
Personal service workers	10
Unskilled workers	12
Artisans-shopkeepers	14
Farmers	23
TOTAL ACTIVE	11
Inactive	14
TOTAL	12

TABLE 4 – Suicide rates (per 100 000) by social class - Women 45-54 years – 1975-80 – France
Source : INSEE.

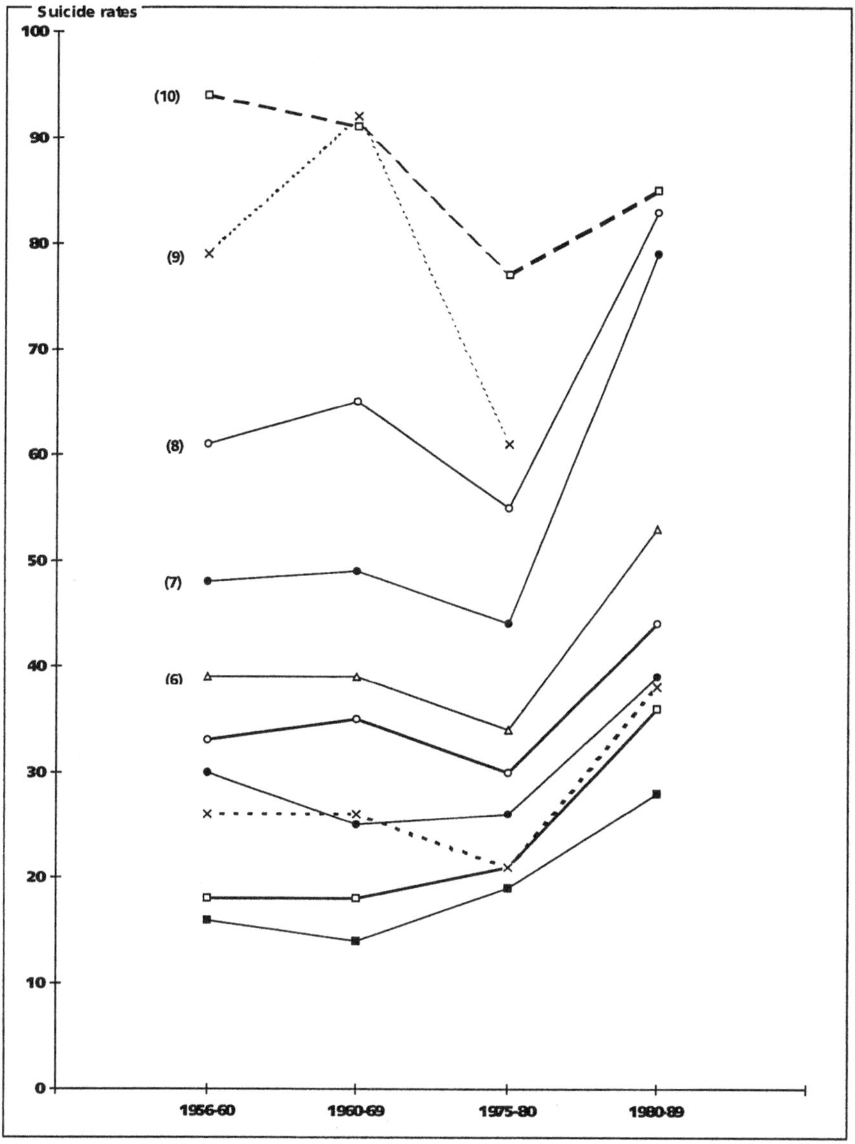

Numbers (1) to (10): cf. table 1

Figure 1: Suicide Rates (per 100.000) by social Class
Men 45-54 years – France,

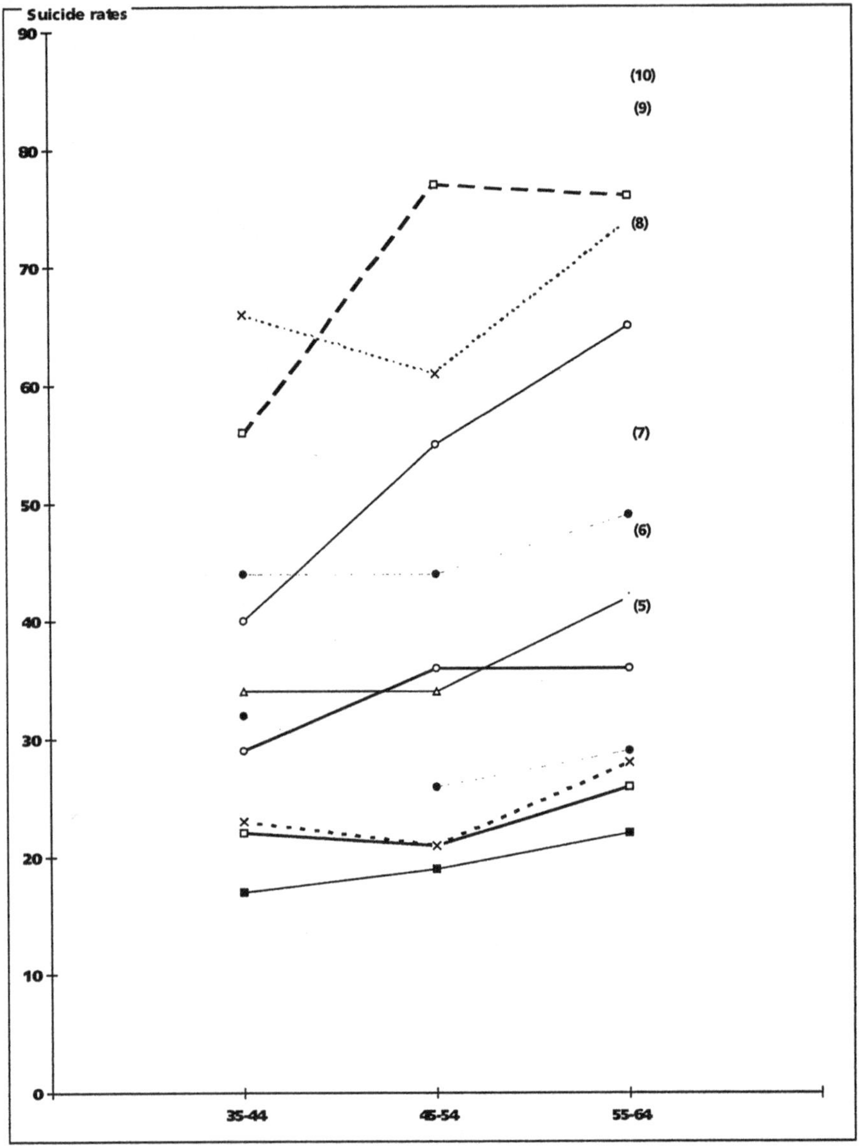

Numbers (1) to (10): cf. table 1

Figure 2: Age-specific rates (per 100.000) by social class
Men 1975-80 – France

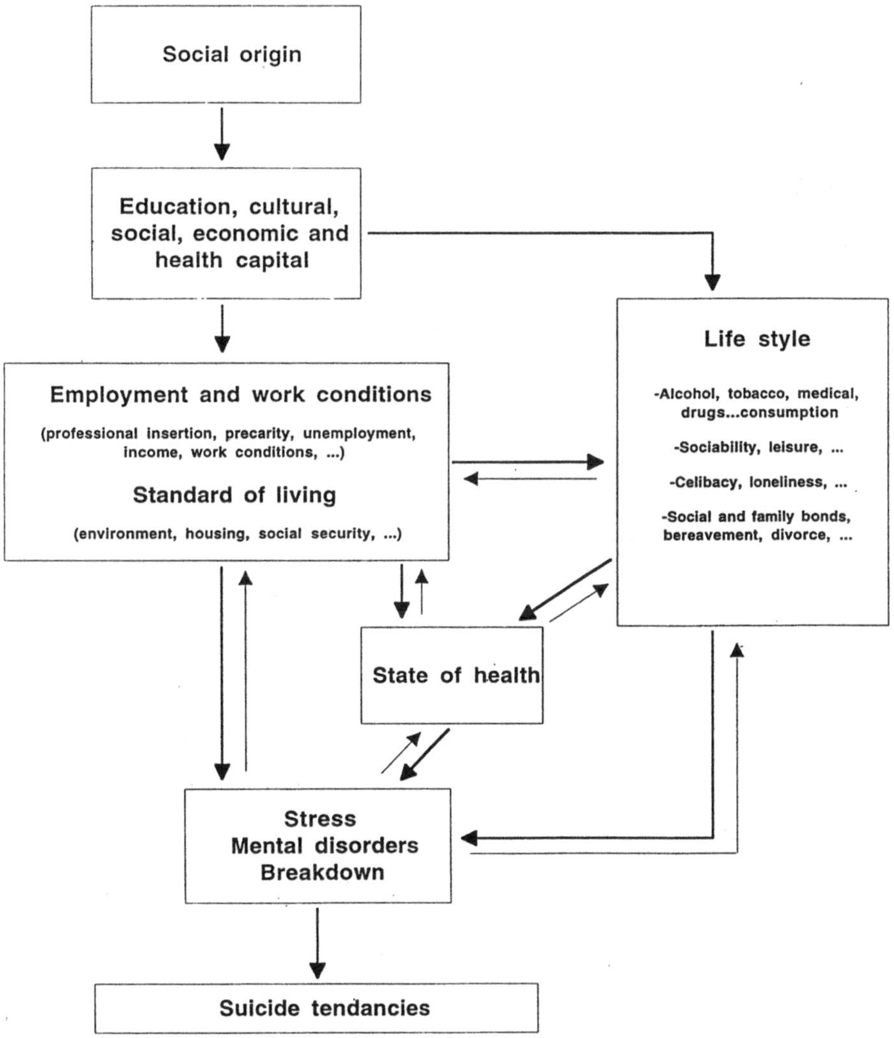

Figure 3: Interacting Variables

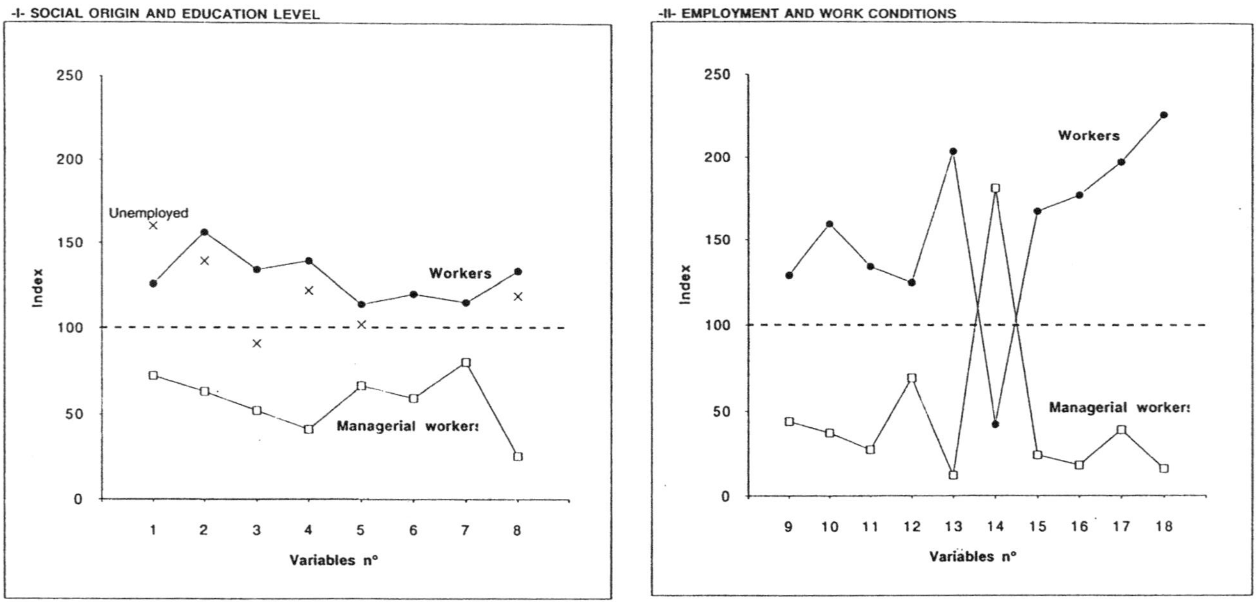

Figure 4: Workers and Managerial Workers: Index Values for Some Variables with a Pejorative Character (100 : all the social groups)

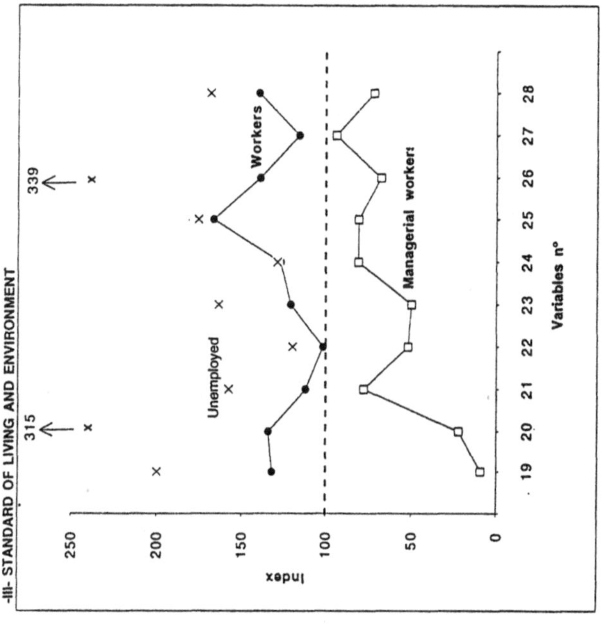

-III- STANDARD OF LIVING AND ENVIRONMENT
Index
250
200
150
100
50
0
315
339
Unemployed
Workers
Managerial workers
19
20
21
22
23
24
25
26
27
28
Variables n°

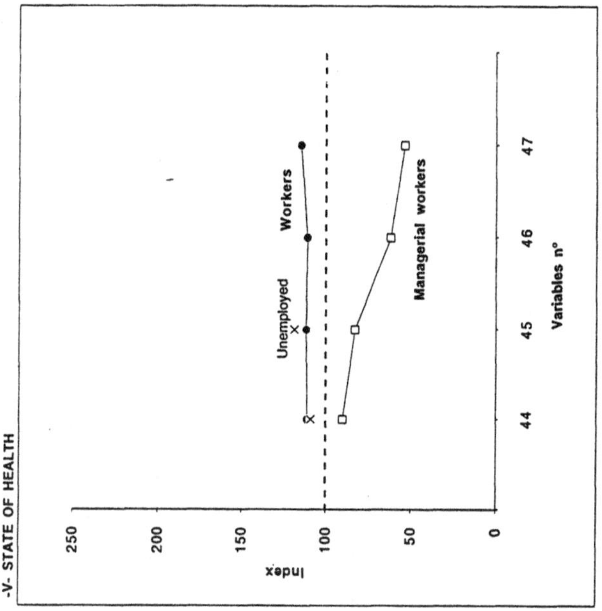

-V- STATE OF HEALTH
Index
250
200
150
100
50
0
Unemployed
Workers
Managerial workers
44
45
46
47
Variables n°

-IV- LIFE STYLE

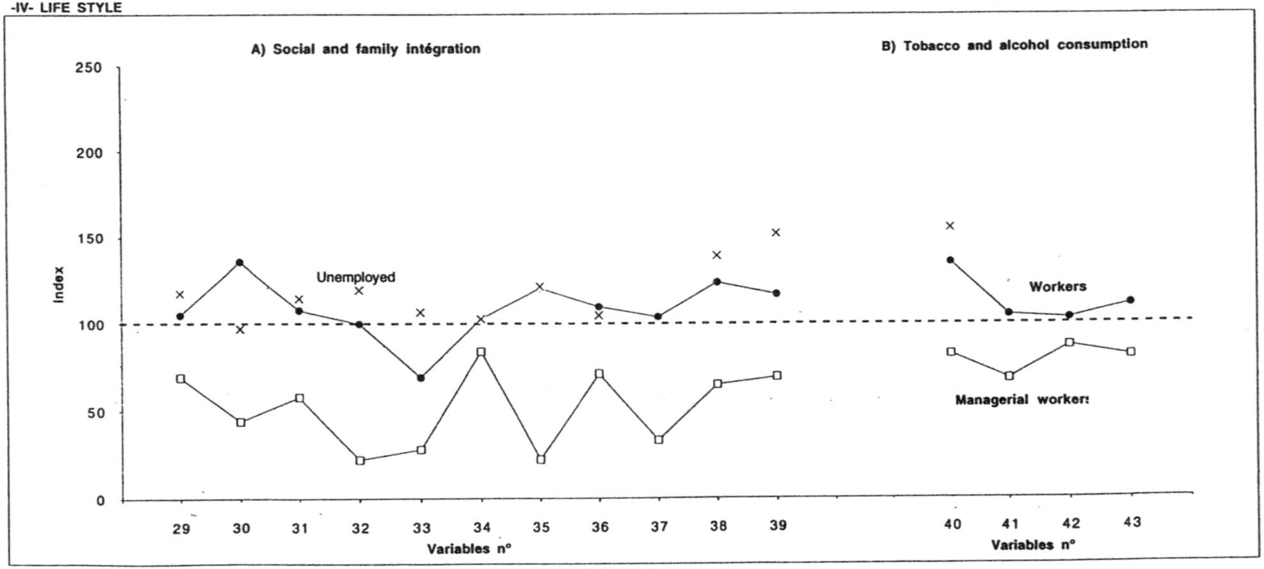

Le suicide dans la police nationale

De la notion de groupe à risque à la mise en œuvre d'une politique de prévention

Frédérique Mezza-Bellet

Sommaire

Introduction
Methodologie
I Les Donnees Statistiques
II. Les Facteurs de Risque
Le stress
L'argent
Les divorces et séparations
La santé
L'alcoolisme
Le contexte professionnel
Conclusion
III. Le Suicide dans les Polices Etrangeres
La situation aux Etats Unis
La situation au Canada
IV. La Prevention
Les signes d'alarme
La mise en oeuvre de moyens destinés à réduire les risques : écoute et parole
Le partenariat
Conclusion generale
Bibliographie
Resume

Introduction

"Depuis le début de son histoire, l'humanité porte les stigmates de la mort volontaire. Certains suicides sont entrés dans la légende, d'autres, plus nombreux ont été peu à peu oubliés, mais dans les deux cas, les raisons profondes qui ont poussé à la mort volontaire sont souvent inconnues et seule demeure la surface des faits, simples traces pour tenter d'expliquer l'inexplicable".[1] (1)

Si la réflexion sociologique permet d'aborder le suicide dans son contexte évolutif général, l'analyse qui peut en résulter doit à notre avis être approfondie dans une optique pluridisciplinaire, si l'on veut avancer dans la compréhension, mais aussi la prévention des conduites suicidaires (tentatives et suicides avérés) dans un milieu professionnel déterminé.

En effet, s'il semble peu probable de mettre en oeuvre une politique générale de santé (à l'instar de ce qui se fait notamment pour les accidents de la route) en matière de prévention du suicide, car le sujet est par trop synonyme d'histoires et de souffrances individuelles, il nous apparaît par contre vraisemblable qu'en traitant de la conduite suicidaire dans une dimension socioprofessionnelle particulière, l'on puisse à terme, aboutir à un infléchissement de ces comportements dont la mort est la finalité.

Jusqu'à présent, peu d'études ont été effectuées sur ce sujet, que ce soit au Ministère de l'Intérieur ou dans les différentes structures afférentes à la Police Nationale (syndicats, mutuelles, associations à caractère social). Cela ne démontre certainement pas un manque d'intérêt pour le sujet, mais bien plutôt qu'il s'agit d'un phénomène complexe, en rapport avec une réalité socioprofessionnelle qui ne l'est pas moins.

Nous avons donc mené, tout au long de cette recherche, une investigation, la plus approfondie possible, afin de mettre en évidence les facteurs qui contribuent à la conduite suicidaire mais aussi de travailler à la mise en oeuvre d'un "système" capable de prévenir et de soigner.

Methodologie

Si nous disposons déjà de données statistiques concernant le taux de suicidité policière, celles-ci ne se prêtent pas à une analyse qualitative approfondie des causes et risques de suicide.

C'est pourquoi nous avons décidé de mener une enquête psychosociale basée sur des entretiens et un questionnaire qui, à notre avis, permettront de mieux cerner les comportements et le milieu environnant du policier et de comprendre quel peut être le "point de rupture" qui amène à l'acte ou à la tentative.

---

1 Martin MONESTIER – "Suicides – Histoire, techniques et bizarreries de la mort volontaire- Des origines à nos jours". – Le cherche Midi Editeur – 1995.

Cette enquête a été effectuée :

- d'une part, auprès des professionnels susceptibles d'intervenir dans la vie du policier : Assistantes sociales, et psychologues.
- d'autre part auprès de familles, de collègues et de supérieurs hiérarchiques qui ont été confrontés un jour à cette situation.

Ce type d'entretiens étant difficile à engager, il ne nous était pas possible, pour des questions de déontologie de contacter ces personnes à partir de dossiers nominatifs de policiers décédés par suicide. Nous avons donc choisi de rédiger des articles sur le suicide, diffusés dans le cadre de la presse syndicale et mutualiste du milieu policier.

Les résultats de cette méthodologie ont été les suivants :

- **24** Assistantes sociales ont répondu à notre questionnaire : l'ensemble des Secrétariats Généraux pour l'Administration de la Police était représenté.
- **35** témoignages et/ou entretiens, émanant : de veuves, de policiers ayant fait des tentatives de suicide, de policiers ayant eu à connaître des suicides dans leur service (collègues et chefs de service).
- **12** entretiens avec des psychologues, des responsables de syndicats et d'associations à vocation sociale.
- environ 50 "entretiens informels" qui nous ont permis de conforter les différents éléments abordés dans la partie de notre travail consacrée aux facteurs de risque.

I Les Donnees Statistiques

1. Evolution

Les chiffres relatifs au suicide dans la Police Nationale sont là pour confirmer ce que le Commissaire THIESSON décrit comme un phénomène affectant sérieusement l'Institution policière.

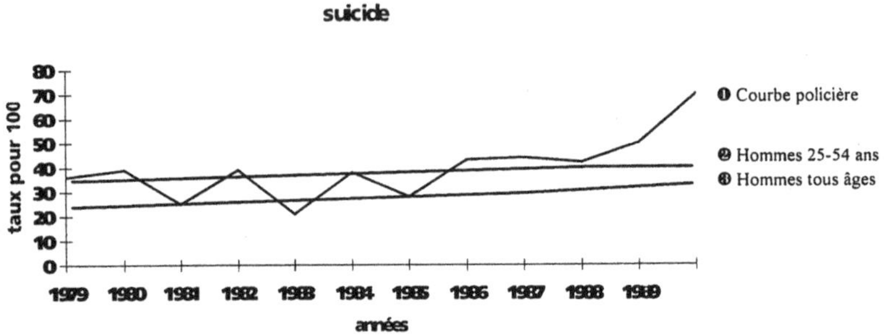

Source : Jean-Pierre THIESSON – "Le suicide du policier : étude phénoménologique et réflexion pour une prévention" – Ecole Nationale Supérieure de Police – St Cyr au Mont d'Or, 1990.

Ce qui nous semble significatif à la lecture de la courbe policière, c'est son aspect en « dents de scie » jusqu'en 1986. Puis on note une stabilisation sur deux ans avant une brusque augmentation en 1989. L'année 1990 est marquée par une diminution des suicides et la courbe se stabilise jusqu'en 1993, avant de connaître une nouvelle hausse en 1995 (cf histogramme ci-après). Cette inégale répartition est caractéristique de la population policière. En effet, on remarque une stabilité des courbes chez les hommes de tous âges ainsi que dans la tranche d'âge 25 – 54 ans (bien que cette dernière montre un taux de suicidité plus important).

Jusqu'à présent deux hypothèses pourraient expliquer la particularité de cette courbe.

La première est relative à la variation des effectifs. Les mouvements dus aux mutations ainsi qu'au recrutement pourraient expliquer cet écart. Mais cela impliquerait des variations tout aussi régulières que cette courbe. Le manque de données statistiques sur les mouvements d'effectifs ne nous permet pas actuellement d'infirmer ou de confirmer cette hypothèse.

Une deuxième hypothèse consisterait à lire cette courbe dans un contexte plus général et à rapprocher ces « crêtes » et ces « creux » d'événements marquants pour le monde policier. En effet, l'Institution policière vit au rythme de réformes elles mêmes liées à l'évolution de notre société. Depuis les années 70, la *sécurité* et l'*insécurité* sont devenus des thèmes fortement médiatisés et repris par le politique comme argument électoral très régulièrement.

Il s'ensuit que depuis plusieurs années diverses réformes ont eu pour objectifs majeurs la modernisation, la formation, la prévention... Mais ces réformes revêtent souvent, semble-t-il, un caractère conjoncturel. Les missions de la police varient en fonction de l'état de la société. Tour à tour répressive ou préventive, ceux qui la représentent se sentent « ballottés » dans un système qu'il est parfois difficile d'assumer. D'autant que la médiatisation à outrance de tous les phénomènes touchant la police, renvoie de façon quasi permanente une image négative de la fonction policière.

Il est certain, cependant, que les espoirs et les déceptions, voire même les frustrations liés à l'évolution de la profession n'expliquent pas la conduite suicidaire. Mais, cumulés à d'autres problèmes (familiaux, financiers...), ils représentent des obstacles dans un parcours qui, pour certains ne peut qu'aboutir à une issue dramatique. C'est ce mécanisme que nous tenterons de démonter lors de l'étude des facteurs de risque.

2. Repartition par Tranche d'Age

Les différentes données dans ce domaine se rejoignent : la tranche d'âge la plus affectée est celle des 35-39 ans comme le montre le graphique ci-après.

20-24	4%
25-29	11,50%
30-34	16%
35-39	26%
40-44	17,50%
45-49	11%
50-54	5%
55 et+	0,50%
age non précisé	7,50%

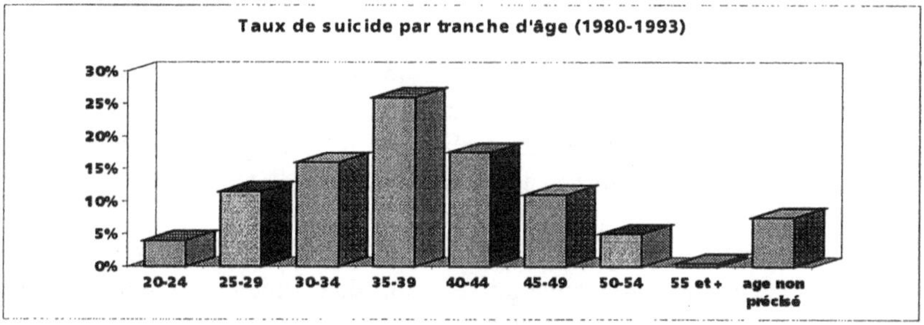

Ces chiffres ainsi que plusieurs entretiens avec des responsables syndicaux nous permettent déjà de faire quelques remarques :

- Cette tranche d'âge correspond à une ancienneté comprise entre 10 et 15 ans,
- Des conditions de travail qui ne facilitent pas une vie familiale stable. Les divorces et/ou séparations se situent également dans cette tranche d'âge,
- Les problèmes de surendettement qui affectent également les 35-39 ans,
- Un phénomène « d'usure mentale » avec une diminution de l'intérêt pour le travail qui est très probablement liée à l'ancienneté dans l'Institution.

Ces quelques points représentent, à ce stade de notre travail, des éléments importants dans les raisons de la conduite suicidaire. Lorsque nous aborderons les facteurs de risques, nous y reviendrons plus longuement.

3. Repartition des Suicides par Mode operatoire

Dans près de 80 % des cas, le policier utilise une arme à feu pour se suicider. Il s'agit le plus souvent de l'arme de service (55 % pour la période 1979-1993), mais aussi et de façon non négligeable il y a utilisation d'une arme personnelle (18 % des cas pour la même période).

Arme à feu de service	**55**
Arme à feu personnelle	**18**
Pendaison	**14**
Autres	**13**

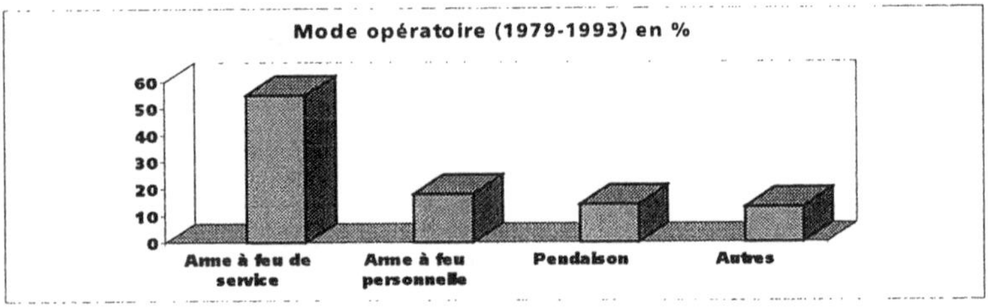

Par rapport au mode opératoire, sur plus d'un siècle, on retrouve trois moyens dominants dans l'accomplissement de l'acte suicidaire. Si au fil des décennies, la pendaison demeure le moyen le plus utilisé, le recours aux armes à feu semble augmenter depuis une trentaine d'années. Le mode opératoire peut ainsi se lire sur trois niveaux :

- d'une part la facilité d'accès au moyen,
- d'autre part le « message » ainsi laissé : mort dite violente ou mort « propre », seul ou devant d'autres personnes...,
- enfin, la dominance de traditions culturelles et/ou religieuses qui favorisent certains moyens plutôt que d'autres.

De plus, « les connaissances techniques » empêchent en principe, tout **ratage** : le policier se suicide presque toujours en se tirant une balle dans la tête. Ceci n'est d'ailleurs pas neutre, puisque l'on retrouve de nouveau le contexte de mort violente et « sale » par excellence.

Ces données statistiques, non exhaustives, nous ont néanmoins permis de constater qu'il existe des différences entre la suicidité policière et celle de la population générale masculine. Différences, quant à l'âge, différences quant au taux avec une variabilité extrême durant plusieurs années, suivie d'une stabilisation qui reste toutefois supérieure à la moyenne nationale.

Cependant, au-delà des chiffres, des questions se posent par rapport à la suicidité de cette population professionnelle.

Le policier fait-il partie d'un "groupe à risques" ?

Est-il possible de "gérer" ces risques et comment ?

II. Les Facteurs de Risques

Concernant la conduite suicidaire, quelques distinctions doivent au préalable être faites sur le plan terminologique et conceptuel. Nous retiendrons les distinctions établies par J. VEDRINNE, O. QUENARD et D. WEBER dans "Suicide et conduites suicidaires"[2]:

- Le **suicidé** est un sujet dont le geste a été mortel. Certains parlent de "suicide réussi";
- Le **suicidant** est survivant à un geste autodestructeur. Certains parlent de "suicide manqué",
- Le **suicidaire** : il s'agit là d'un concept plus flou, marquant l'existence d'un risque de recours au suicide, soit que le sujet en ait formulé la possibilité, soit que son comportement habituel le suggère.

Dans le cadre policier, les deux derniers concepts – suicidant et suicidaire – sont plus mal connus du fait même du nombre important de suicides réussis. Dans la majorité des cas il s'agit en effet d'un premier acte "réussi". Quant au suicidé, nos entretiens et témoignages montreront que les *signes d'appel* ne sont pas forcément vus et entendus. C'est en général après le passage à l'acte, que les réflexions individuelles ou de groupe permettent de penser qu'il y a eu présence de signes.

Mais ces signes eux-mêmes pouvaient-ils être révélateurs d'une situation de risque ? La dimension plurifactorielle que l'on retrouve dans tous les cas de suicide ou de conduite suicidaire est fondamentale, car si l'on parle de risques, il faut savoir qu'il n'en existe pas un mais bien plusieurs, intrinsèquement liés, et qui vont permettre d'aboutir à un comportement d'autodestruction.

Dans notre questionnaire adressé aux Assistantes sociales, et destiné à mieux comprendre le policier dans son environnement tant professionnel que personnel, plusieurs facteurs de risque sont ainsi ressortis de façon importante. Sans surpri-

---

2 "Suicide et conduites suicidaires" – Sous la direction de J. VEDRINNE, O. QUENARD, D. WEBER.

se, pourrions-nous dire, le stress est présent, associé à d'autres types de difficultés, familiales, conjugales, d'alcoolisme, d'états dépressifs ou bien encore de problèmes financiers. Les uns étant parfois la cause des autres et vice versa.

Et, lorsque ces situations perdurent, qu'un individu se fragilise au fil du temps, le risque d'un passage à l'acte est potentiellement plus important.

1. Le Stress

A ce stade de notre travail, il nous paraît opportun de nous arrêter sur ce phénomène de stress, car il constitue la base de ce que policiers, intervenants sociaux, observateurs extérieurs nomment "malaise", "mal-être", pour évoquer une vie quotidienne où le professionnel et le privé deviennent quasiment indissociables.

Aujourd'hui, le stress a pris une dimension plus sérieuse, en tout cas plus "voyante" peut-être qu'autrefois. D'abord défini dans un contexte purement physiologique, le stress va peu a peu entrer dans le cadre d'une définition où d'autres sciences vont prendre leur place.

> Lorsque l'on aborde la conduite suicidaire, il importe de cerner le plus précisément possible ce que recouvre cet état de stress. "Le stress correspond donc à la relation singulière existant entre la personne et son environnement qu'il faut identifier. Elle consiste en une évaluation cognitive d'une demande vécue par elle comme la mettant à l'épreuve, comme excédant ses ressources ou une demande pour laquelle il n'y a pas de réponse possible, donc mettant en danger son bien-être. C'est cette relation personne environnement, toujours changeante, qui détermine les conditions d'apparition de la maladie. Le stress, à lui seul, nous semble insuffisant pour provoquer la maladie, d'autres conditions doivent être présentes, processus médiateurs au niveau des caractéristiques de la personne et de son organisme".[3]

En ce qui concerne le stress policier, cette affirmation prend toute sa valeur car la conduite suicidaire va se jouer au cours d'une lente dégradation des liens familiaux, amicaux et une atteinte à l'image de soi qui laisse apparaître une "rupture" entre ce qu'il voudrait être et ce qu'il est dans le cadre de sa profession. Fonctionnant dans des situations ou alternent en permanence urgence et routine, le policier se trouve soumis à des agents de stress aussi divers que variables dans le temps et en intensité : le danger, la peur côtoient la routine et l'ennui. Bien des recherches ont montré que l'inactivité est une source mais aussi un effet de stress. Voir sans arrêt les mêmes misères, avec peu de moyens d'action finissent par user mentalement.

---

3 Jean RIVOLIER – "L'homme stressé" P.U.F. 1989.

"Nous sommes confrontés tout au long de notre carrière à voir les mauvais côtés de la vie. Ne dit-on pas que les gens déposent une plainte. Combien de différends (familiaux, de voisinage), combien d'accidents (graves ou mortels), combien de gens aurons-nous vu mourir, soit de mort violente (meurtres, accidents, suicides), combien de familles éplorées aurons-nous réconfortées alors que notre moral était quelquefois au plus bas ? Combien d'insultes ou d'atteintes physiques aurons-nous subies dans notre carrière ? Cette liste n'est pas exhaustive.

Le policier ne se sent pas aimé. Il n'est pas aimé et nous le comprenons très bien. Notre travail ne consiste pas à être aimé, mais à empêcher les gens de tourner en rond. Nous représentons l'interdiction et la répression, surtout dans les grandes zones urbaines, où, bien souvent, nous ne pouvons plus faire respecter la loi, toute moralité ayant disparu. Ce que la société n'est plus capable de gérer, nous devons le prendre en compte. De plus en plus, nous sommes ses éboueurs, il faut voir nos interventions : S.D.F. que nous cherchons à placer après appels téléphoniques de riverains, car l'aide sociale des mairies, bien qu'au courant, ne s'en occupe pas et attend l'intervention de la police pour enfin trouver une solution à cette misère. La société nous dédaigne mais fait de plus en plus appel à nos services pour régler les problèmes et cela, à toute heure du jour ou de la nuit alors que nous ne disposons pas des moyens matériels et juridiques adéquats. Pour tenir dans la police, il y a plusieurs moyens :

- se foutre de tout et laisser les collègues faire le travail,
- d'autres trouvent un réconfort dans l'alcool,
- d'autres utilisent des anxiolytiques, des tranquillisants, des antidépresseurs.

Classe dont je fais partie et que je ne cache pas. Au cours des années, je m'aperçois que des collègues que l'on croit forts moralement et physiquement prenaient ces médicaments. D'autres en sortant quelque chose de leur poche font tomber des "lexomils" et vous êtes étonnés, car rien ne vous laissait supposer que ce collègue, qui possède une forte stature, une force physique, un parlé franc, puisse également être vaincu par le stress".

Cet extrait du témoignage d'un policier qui a déjà fait une tentative de suicide exprime ce que nous entendons régulièrement. De plus, ce qui est caractéristique dans les "paroles" de policiers, c'est ce sentiment d'être mal aimé. Mal aimé, certes de la population, mais aussi mal aimé, voire même méprisé de la part de l'institution, de "là haut".

Si l'environnement constitue une ou plusieurs conditions d'apparition du stress, il reste que ce stress sera "bon" ou "mauvais" en fonction de la façon dont l'individu sera ou non en mesure de le gérer. Lorsque les exigences dues à l'environnement deviennent plus importantes, le déséquilibre qui se crée entre ces exigences et les réponses physiologiques et psychologiques de l'individu devient quasi permanent. Il n'y a plus de "créneau récupérateur", de moment ou de lieu d'accalmie. Une logique d'autodestruction, marquée bien souvent par l'isolement s'installe. Il sera alors très difficile de la modifier.

"(...) Dans notre cas, plusieurs éléments se conjuguent : le stress, les problèmes familiaux, les difficultés professionnelles. Il m'est difficile de dissocier les trois dans la mesure où, à mon avis les trois ont conduit mon compagnon à ce geste irréparable. Cependant, je pourrais définir notre situation en utilisant une phrase ambiguë : nos problèmes familiaux étaient liés au milieu professionnel et ce milieu devenait source de problèmes, ce qui engendrait une situation de stress au sein de notre couple."

Situation professionnelle de ce couple : policiers en civil tous les deux; l'un travaillant en journée avec des permanences de week-end régulières (de 8 à 20 H), l'autre travaillant en Brigade spécialisée c'est-à-dire sans horaires précis, avec des absences pouvant durer plusieurs jours ou plusieurs nuits. Il y avait parallèlement, un éloignement géographique par rapport à la famille. Quelques mois plus tard, cette jeune femme va s'absenter quelques jours.

"A mon retour, tout s'est bien passé, mais j'ai noté quelques changements dans son comportement : moins de discussions et de spontanéité, voire même moments de mutisme, mais sans trop y prêter beaucoup d'attention."

Deux mois plus tard, lors d'une conversation banale, cette jeune femme apprendra que son compagnon a rencontré une autre femme. La colère ne s'est pas exprimée avec des cris mais avec des pleurs.

"C'est à partir de ce moment là que tout s'est mal passé. Nous avions de fréquentes disputes (...). Cette situation conflictuelle a duré jusqu'à son décès avec des hauts et des bas", (...) et ponctuée par des périodes de séparation.

Parallèlement il y avait un "suivi" par un homéopathe, "dont l'impact psychologique n'a pas été négligeable. (...) Comme le mieux n'a duré que quelques jours et le voyant toujours dans le même état, sur mon insistance, il est retourné voir un médecin qui lui a prescrit des antidépresseurs et un arrêt de travail. Malgré "l'endormissement" qu'il montrait je le retrouvais tel que je l'avais connu".

Une prolongation de l'arrêt, puis une nouvelle visite chez l'homéopathe ainsi qu'une réflexion de ce dernier sur les hommes en général : "brun ou blond qu'est-ce que cela peut faire ?" ont provoqué de nouveaux changements.

"Aussitôt, mon compagnon a changé. Il ne parlait plus, il pleurait, ne mangeait plus et restait assis dans le canapé. Quelle que soit l'heure à laquelle je rentrais du travail, il était assis, toujours à la même place, dans la même position. Il ne me répondait pas. Manifestement, cela bouillonnait dans son esprit (...)".

Environ un mois plus tard, une nouvelle séparation a lieu.

"Le lendemain de mon départ, il me téléphone pour que je rentre. Après plusieurs longues conversations téléphoniques, je lui fais part de ma décision de revenir le lendemain (...) Lorsque j'ai ouvert la porte, il y avait de la lumière et tout de suite je l'ai vu (...). Il était assis à la même place que celle qu'il occupait toujours. Il s'est donné la mort au moyen de son arme de service. Il avait tout rangé dans la pièce. Il avait laissé une lettre qui montrait fort bien son état mais n'expliquait pas son geste.

Les conséquences : Lorsque je suis allée voir le médecin traitant, celui-ci m'a pratiquement insultée en me demandant pourquoi j'avais provoqué ce décès.

Par contre j'ai été soutenue par ma famille, la sienne, nos amis proches ainsi que mes collègues. Au bout d'un mois j'ai demandé et obtenu ma mutation. Physiquement, j'avais perdu presque 10 kilos et j'ai été profondément déprimée. Mon arme, qui m'avait été enlevée dès le jour des faits, ne m'a été rendue que trois mois plus tard.

Mes conclusions : Bien que cela ne soit pas facile, il faudrait intervenir dès que le trouble est signalé (par la famille, les amis, les collègues). Pour cela je pense que les délégués de l'Orphelinat ont leur rôle à jouer. Ici, dans notre service, nous nous connaissons tous et la générosité de notre délégué n'est plus à démontrer : dans pareille situation personne n'hésiterait à aller le voir.

Dans les grands services, c'est l'usine, les collègues bougent beaucoup et j'ai passé deux ans dans le bureau voisin de celui du délégué de l'Orphelinat, sans savoir que c'était lui. Je n'ai fait sa connaissance que lorsqu'il m'a donné le chèque du secours décès à l'intention de la famille. Si malheureusement l'acte irréparable est commis il faudrait un soutien plus large du milieu professionnel. En effet, seuls mes collègues proches ont été vraiment présents, les autres étaient soient indifférents, soit carrément médisants.

Enfin, au niveau de l'administration, les Chefs de service devraient être plus sensibilisés sur le sujet (je sais qu'ils se moquent notamment des stages sur la gestion du stress et autres du même genre, estimant que les policiers stressés n'ont rien à faire chez nous. Je l'écrit parce que je l'ai entendu). Je sais qu'ils ont souvent autre chose à faire mais certains feraient bien de voir ou d'observer ce qui se passe dans leur service, ils feraient probablement des découvertes. Nous revenons toujours au même problème, dans un petit service, dès qu'un collègue a des problèmes, le "patron" s'en mêle, pour le bien de la personne (même si cela n'est pas toujours perçu comme tel) mais aussi du service. Il est vrai que dans un grand service les relations sont différentes.

Enfin, il faut également sensibiliser le milieu familial quant à l'entourage professionnel.

En ce qui me concerne, bien qu'étant dans la maison, je n'avais pas prévu ce qui arriverait. Mes parents ont été choqués par la façon dont on leur a parlé de moi, de mon ami. Je n'ose imaginer ce que ressentent les personnes qui n'ont jamais côtoyé notre milieu. Je pense notamment à certaines épouses qui ne savent pas comment travaille leur mari et qui doivent bien se demander ce qui leur arrive, en plus du décès de leur époux.

Chaque suicide est l'aboutissement d'une histoire singulière. Pourtant, dans la plupart de nos témoignages, nous retrouvons, à la façon d'un fil conducteur, quasiment toujours les mêmes éléments constitutifs de la conduite suicidaire : association de problèmes familiaux, professionnels et la présence du stress.

Deux paramètres sont à prendre en compte dans cette histoire : d'une part la lente dégradation d'une situation (tout ne se passe pas en quelques jours mais sur plusieurs mois), d'autre part, la présence de signaux d'alarme qui illustrent bien cette dégradation : le mutisme, les disputes, la prostration et enfin l'accélération des événements et la conjugaison des différents symptômes. Avec le recul, on peut dire que tout s'enchaîne d'une façon très logique, comme une machine bien huilée.

Cependant, il est évident que lorsque l'histoire se déroule, rien n'apparaît comme parfaitement clair : les protagonistes réagissent en fonction d'événements et pas forcément en fonction d'une situation globale, que l'on peut analyser. Cela vient plus tard, souvent trop tard. Même les demandes d'aide n'aboutissent pas, peut-être parce qu'il n'y a pas eu de perception d'un réel danger de la part des praticiens qui sont intervenus. L'intervention est passive, (les situations de déprimes, de problèmes conjugaux sont quotidiennes et elles ne débouchent pas systématiquement sur un suicide) accompagnée d'un traitement médicamenteux et d'arrêts de travail. Cela n'est pas exceptionnel nous l'avons rencontré dans bien des témoignages. A notre avis, l'élément déterminant pour la suite des événements, est qu'il n'y a eu qu'une réponse partielle : un symptôme est "traité", mais l'environnement reste le même, il n'y a pas de prise en compte d'une situation ni même des acteurs de cette situation. L'enfermement, l'isolement, caractérisés par une séparation puis par une peur de cette séparation (le retour demandé dès le lendemain du départ) sont révélateurs d'une "fissure" dans la personnalité. Mais la décision d'en finir était-elle déjà prise ? Pouvait-il y avoir une intervention ? Quand la détresse constitue-t-elle un point de non retour ?

Ce qui est sûr, c'est qu'il existait un contexte de risque : des troubles de la communication associés à un environnement qui, sans être à proprement parler hostile, était vécu comme tel, générait un "distress" et le recours à l'acte devenait alors le seul moyen d'expression possible. Tous ces éléments nous permettent de comprendre le geste mais ils posent de nouveau la question : pouvait-on prévoir et donc prévenir ?

Le manque d'intervenants expérimentés n'a vraisemblablement pas permis, dans ce cas, mais aussi dans bien d'autres, une réelle approche des problèmes posés et leur prise en charge. Les spécialistes, pourtant multiples ne travaillent pas ou peu de concert. C'est là un des problèmes essentiels faisant obstacle à une prévention efficace.

Dans l'histoire que nous venons d'évoquer, nous pouvons voir que, tant pour les agents de stress que pour les réponses engendrées, il y a eu des signes "visibles" et d'autres, qui étaient certainement présents mais relevant beaucoup plus d'un malaise diffus. Lorsque l'on se trouve dans cette phase, il devient impossible de faire face, la souffrance est insupportable et tout l'environnement est perçu comme menaçant. Il y a rupture d'adaptation et "épuisement", débouchant à long terme sur des troubles, des pathologies ou des suicides.

" Des causes de suicide dans la police, je pense que la principale, c'est le stress chronique qui découle de la très mauvaise ambiance qui règne dans les commissariats (...) Le suicide m'est venu en tête lorsque je me suis sentie bousculée dans ma personnalité par l'incompréhension des policiers hommes par rapport aux femmes et aussi à la jalousie et à la mesquinerie qui règne entre femmes (...) L'ambiance est primordiale, l'entente entre collègues, le manque de social, le ras le bol ont créé cette ambiance qui tue... que ce soit pour les maladies cardio-vasculaires, les cancers ou les suicides, ce sont tous les résultats du stress et de l'incompréhension (...) Nous ne sommes pas pris en compte comme des êtres humains mais comme des machines (...) Quand on commence à être victime aussi des jugements inexacts ou injustes de nos chefs ou collègues, lorsque l'incommunicabilité s'installe et que l'on se prend à vouloir tout plaquer et qu'on ne le peut pas parce que l'on a une famille à nourrir, qu'on s'imagine pendant encore 15, 20 ans à être ainsi traité, il est fort compréhensible qu'on ait envie de mourir".

Dans cette histoire, maladie (le mari de cette femme est mort d'un infarctus) et mort sont apparentées à "des mécanismes d'autodestruction inconscients qui veulent tout simplement crier notre **mal-aise**, notre **mal-adie**".

« Envie de mourir ». Il y a dans cette expression, la souffrance mais aussi et surtout l'attente de réponses à cette souffrance. L'épuisement est bien présent.

Après la perte d'un être aimé, un besoin domine, celui d'être pris en charge affectivement et pas seulement financièrement. Si la réponse à ce besoin n'est pas adaptée, en ce sens qu'elle ne correspond pas à ce que l'on attend, dysfonctionnements et incompréhension mutuelle s'installent, pouvant provoquer des conflits parfois intolérables et, dans tous les cas, sans solution apparente.

Il existe une attente par rapport aux collègues, à la hiérarchie, qui s'apparente à celle que l'on peut rechercher dans son entourage non professionnel. Le mot **famille** souvent employé pour désigner cette « grande maison » qu'est la police en est significatif même s'il semble qu'il tende à disparaître aujourd'hui. La recherche d'une osmose, de liens indéfectibles, d'un milieu à la fois protecteur et protégé est prégnante. L'image d'une police où tous les individus la constituant sont solidaires, font face ensemble à l'adversité (essentiellement extérieure) perdure encore. Or, s'il est indéniable que cela ne correspond plus à une réalité quotidienne, le symbole lui est resté, amenant les « anciens » à distinguer *l'avant* et le *maintenant*, ce dernier étant synonyme d'individualisme et d'égoïsme.

Nous pourrions traduire cette situation par l'expression suivante : « recherche groupe de référence désespérément »...

Finalement, cet épuisement est caractéristique de ce que l'on identifie comme la souffrance mentale au travail. En France, dans le domaine de la psychodynamique des situations de travail, on doit à Christophe DEJOURS[4] et son équipe, quelques travaux très intéressants sur ce sujet. L'intérêt de cette discipline est qu'elle place au centre de ses préoccupations la souffrance de l'individu dans le travail et qu'elle analyse les destins de cette souffrance en fonction des conditions qui président à sa transformation en plaisir (adaptation) ou à son aggravation pathogène (épuisement et apparition de troubles précurseurs).

Bien sûr, les policiers, dans leur majorité "absorberont" ces difficultés, feront face au stress, évoqueront leurs malaises, leurs démotivations. Mais, pour quelques uns, ce ne sera pas le cas et stress et burnout représenteront des composantes principales de la conduite suicidaire.

Pour leur part, les Assistantes sociale, notent que lorsque plusieurs problèmes coexistent – agents causals de stress ou agents de conséquence – que, d'une façon ou d'une autre, l'isolement est présent, empêchant de se confier, d'être aidé au sein d'une structure, le passage à l'acte est quasi inévitable. Par rapport aux situations difficiles qu'elles ont à gérer, c'est le cumul des facteurs de risque qui est à prendre en compte.

Le tableau suivant, ainsi que certaines observations, établis à partir d'une "liste" du suicide, réalisée par une Assistante sociale (sur une période de 13 ans) illustre tout à fait ce phénomène de cumul.

4 Christophe DEJOURS "Travail : usure mentale" BAYARD Ed. 1993

Cumul de Facteurs de Risque (1980-1993)

SITUATIONS	%
Alcoolisme associé à d'autres facteurs : Déprime, problèmes conjugaux, problèmes professionnels	37,5 %
Stress du aux déplacements	6 %
Divorces, séparations, échecs sentimentaux	37,5 %
Déprimes, psychopathies associées à des tentatives antérieures	12,5 %
Echecs professionnels	6 %

(N = 16, dont 12 suicides et 4 tentatives)

Observations

❑ Age moyen :	37,5 ans
❑ Sexe :	➪ féminin: 12,5 % ➪ masculin : 87,5 %
❑ Corps d'appartenance :	➪ C.R.S. : 56 % ➪ Police urbaine : 44%
❑ Moyens utilisés :	➪ Arme de service : 25 % ➪ Arme personnelle : 31 % ➪ Pendaison : 6 % ➪ Médicaments : 19 % ➪ Association médicaments + alcool : 12,5 % ➪ Pas de données indicatives : 6 %
❑ Tentatives antérieures :	31 %
❑ Cures de désintoxication	6 %
❑ Meurtre suivi d'un suicide :	6 %
❑ Accident ayant entraîné une invalidité :	6 %
❑ Pas de données indicatives	50 %

Ce qui est révélateur à la lecture de ce tableau c'est la constance de certains facteurs, tels que l'alcoolisme, les problèmes familiaux et/ou conjugaux.

L'ensemble des Assistantes sociales qui nous ont apporté leur concours notent, parallèlement à ces situations une augmentation :

- des problèmes psychologiques,
- des situations de surendettement,
- des déprimes et dépressions.
- des situations de malaises au sein de la profession.

Là encore, nous pouvons illustrer la fréquence de ces facteurs par un bilan d'une année d'activité d'une Assistante sociale. Sur un répertoire d'environ 200 noms, soit près de 700 personnes vues en entretien (certaines ayant été vues plusieurs fois), les problèmes les plus souvent rencontrés ont été les suivants :

2. L'Argent

S'il apparaît dans 6 % des cas comme la source principale des problèmes, on le retrouve comme cause secondaire de difficultés plus importantes dans 14 % des cas. Il est à noter que bien souvent il ne s'agissait pas réellement d'un manque de revenus mais d'une organisation inexistante du budget. Déjà en 1990, Jean-Pierre THIESSON soulignait dans son travail que beaucoup [de fonctionnaires] s'enlisaient par imprévoyance, difficultés à gérer un budget familial, et multiplication de crédits à la consommation. De même, il mettait en évidence les problèmes financiers consécutifs au chômage du conjoint, au divorce...et ajoutait que *"(...) ces questions d'endettement représentent aujourd'hui la préoccupation principale des Assistantes sociales du Ministère de l'Intérieur".*

En 1993, dans le cadre de la mise en place d'une formation au budget, une équipe d'assistantes sociales faisait les constats suivants :

- Leurs statistiques annuelles sur 10 ans montraient que 50 % des questions traitées relevaient du sujet financier (accession, budget familial, mensualisation...).
- Les statistiques de la Banque de France relevaient le nombre croissant de fonctionnaires concernés par les dysfonctionnements financiers, par rapport à la population générale.
- L'existence de répercussions familiales, professionnelles et quelquefois de santé, consécutives aux difficultés financières des familles (stress, dépressions, divorces, choix de poursuite des études des enfants...).

3. Divorce/Separation

Ces problèmes représentent environ 10 % des personnes qui ont pu être suivies, avec comme implication des difficultés psychologiques et matérielles. La garde des enfants, le partage des biens, le versement de pensions alimentaires sont les problèmes les plus souvent rencontrés dans ce type de situation.

Parallèlement, « l'indépendance » des femmes (!) et leur plus grande autonomie financière, leur permettent plus facilement aujourd'hui d'entamer une procédure de séparation.

Notons également qu'il existe des problèmes spécifiques, susceptibles d'être la cause d'un divorce ou d'une séparation. Nous prendrons comme exemple celui des C.R.S.: « *Un système se crée où la famille vit en totale autonomie par rapport au père (absent environ 200 jours par an).*

En cas de mutation et de retour dans la cellule familiale, des dysfonctionnements peuvent apparaître parce que la femme et les enfants ont organisé leur vie en fonction de « l'absent »", nous dit un délégué syndical.

Il n'existe pas, à notre connaissance de statistiques sur l'évolution du taux de divorce dans le milieu policier. Nous pensons cependant pouvoir avancer que ce taux a vraisemblablement augmenté – durant ces deux dernières décennies – dans les mêmes proportions qu'au niveau national, sinon plus. Il est vraisemblable que ce phénomène constitue aujourd'hui un facteur de risque non négligeable.

Enfin, nous rappellerons que l'intervention du policier lors des conflits conjugaux relève du quotidien et que "*(...) la fréquence, l'intensité de ces actions lui renvoient autant d'images déstabilisantes dont parfois la sienne*" (THIESSON).

4. La Sante

28 % des fonctionnaires rencontrés sont concernés par des problèmes de santé. Dans 8 % des cas, il s'agissait d'alcoolisme, mais seulement la moitié en a parlé. Dans 7 % des cas, on retrouve des troubles psychiques plus ou moins graves dont près de la moitié (43 %) ont donné lieu à un internement. Sur ce problème de la santé mentale, A. PHILIPPE note que *"Les données épidémiologiques disponibles sur l'état de santé mentale des suicidés sont en France très partielles. La statistique des causes médicales de décès enregistre dans 1/3 des cas environ une cause associée. Les dépressions représentent près de 2 cas sur 3 (62 %), les*

psychoses (13 %), les autres troubles mentaux (14 %) et les pathologies organiques (11 %).[5]

Dans un article sur la consommation régulière de psychotropes, N. GUIGNON (SESI), P.MORMICHE (INSEE) et C. SERMET (CREDES)[6] notent que la consommation de psychotropes, médicaments susceptibles de modifier l'activité psychique, occupent régulièrement le devant de l'actualité. Si leur diffusion est réputée croissante, les auteurs soulignent que seuls, les antidépresseurs et psycho-stimulants ont vu leur consommation croître au cours des années 80. Cette enquête montre également que le recours aux psychotropes constitue une habitude bien ancrée dans le système de santé français et représente une composante importante de la pratique médicale de ville. Les principaux motifs de traitement régulier, annoncés par la population d'enquête sont : dépression ou état dépressif (44 %), troubles du sommeil (25 %), angoisse ou anxiété (16 %).

Toutefois, les auteurs identifient ces motifs comme étant vraisemblablement la reproduction de l'information que leur a délivrée le prescripteur. D'une façon générale, les facteurs tels que l'isolement, les problèmes familiaux, le chômage, les difficultés d'insertion professionnelle *« (...) n'entraînent un tel traitement que dans une minorité de cas. Par contre, l'ancienneté des recours aux psychotropes est souvent grande, la moyenne étant de 7 ans et demi. Ces besoins de longue durée, objectivés par la prescription médicale, répondent à des causes durables, résidant dans l'arrière plan social ou familial.*

En ce qui concerne le milieu policier, nous avons cherché à savoir, notamment par l'intermédiaire de notre questionnaire adressé aux Assistantes sociales, si la consommation de psychotropes, représentaient, à leur connaissance, un phénomène d'importance ou non.

Les réponses apportées ne comportent que peu de données indicatives et significatives comme le montre le tableau ci-après, sauf en ce qui concerne les antidépresseurs.

	Important	Peu-important	Aucune Liaison aves la tentative l'Acte final	Pas de Donnees indicatives
Somniferes	21 %	16,5 %	8 %	54 %
Stimulants	16,5 %	8 %	4 %	71 %
Antidepresseurs	50 %	16,5 %	4 %	29 %
Anxiolytiques	29 %	16,5 %	4 %	50 %

5 A. PHILIPPE, "Données épidémiologiques sur les conduites suicidaires : situation actuelle en France", INSERM-Unité 302, Le Vésinet, 1990.

6 INSEE Première – N° 310 – Avril 1994

A ce sujet, certains chefs de service, nous ont fait part de leur surprise lorsque, à l'occasion de suicides de fonctionnaires, ils apprenaient que ceux-ci étaient traités pour dépression.

Qu'elle soit physique et/ou mentale, on s'aperçoit que la douleur est bien souvent inconnue dans le cadre professionnel. Pour beaucoup, le suicide de "collègues", "d'amis", apparaît comme brutal, inexplicable, sans cause particulière, même si l'on a pu percevoir certaines détériorations, comme le renfermement sur soi. La douleur s'exprime en fait très rarement.

Peut-être par pudeur..., peut-être par peur de n'être pas entendu..., peut-être parce qu'il s'agit d'un métier où l'on doit représenter une certaine solidité...

5. L'Alcoolisme

A bien des égards, l'alcoolisme apparaît, sinon comme une cause directe du suicide, du moins comme entrant dans le cadre de la conduite suicidaire.

En tout état de cause, l'alcoolisme représente un risque individuel et collectif, dont les signes ne sont pas toujours visibles, car là encore la dégradation est lente et insidieuse. Le danger de l'alcoolisation d'habitude réside dans le fait qu'il masque les signes d'alerte.

Pour certains, ces faits ainsi que la conscience de leur état, vont provoquer un souhait de guérison; pour d'autres, ce sera la phase finale d'une maladie (cancer, cirrhose...) qui mettra un terme à cette situation. Pour une veuve qui nous a apporté son témoignage, cette dernière catégorie s'apparente à celle *"(...) des suicides organisés; telle la personne qui se plonge dans l'alcoolisme et qui a fait le choix consciemment entre se détruire à petit feu ou avoir le courage de son acte. C'est une autre forme de suicide".*

Avant d'aborder les facteurs de risques au sein du contexte professionnel, nous pouvons voir qu'il n'y a pas que le stress en cause dans les conduites suicidaires. Problèmes financiers, conjugopathies, alcoolisme, problèmes de santé..., y sont bien souvent associés, et doivent de ce fait être pris en compte.

6. Le Contexte professionnel

a/ Les rapports à l'administration.

Bien souvent, des difficultés, lorsqu'elles deviennent évidentes, en ce sens que l'exercice de la profession est perturbé, font l'objet de rapports administratifs. Or, nombre de situations délicates, dont certaines ont abouti à un suicide, n'ont jamais été connues, parce qu'à un moment de "l'histoire", il y a eu peur des sanctions administratives. L'administration, même si elle dispose de services sociaux et médicaux dont le but premier est de venir en aide, est encore largement vécue comme *sanctionnaire* et dans l'incapacité d'apporter un quelconque soutien. Cette image d'une administration toute puissante nous paraît fondamentale dans la mesure où il existe une *fêlure* très nette entre les moyens offerts par cette administration pour répondre à des situations difficiles et les attentes des fonctionnaires, de leur familles, lorsqu'ils sont confrontés à un problème. Cette *fêlure* est notamment due à la très forte hiérarchisation de ce milieu professionnel. Hiérarchisation qu'il est difficile d'expliquer de façon pragmatique, tant elle relève du vécu, des sentiments, aussi bien individuels que collectifs. Nous allons cependant essayer de cerner de façon un peu plus précise ces rapports du fonctionnaire à son administration.

"Là haut" : il s'agit d'une expression typique, utilisée par les policiers pour parler de leur employeur. Elle désigne l'administration dans ce qu'elle peut avoir de plus flou et est symbolique de ce que nombre de policiers ressentent, à savoir qu'ils ne sont considérés que comme des matricules, des effectifs et non pas des êtres humains. La situation suivante est à cet effet, significative des problèmes que peuvent rencontrer ces fonctionnaires au cours de leur carrière.

"Mon mari est policier depuis les années 60. Il aimait son métier et était bien noté".

Après un grave accident de la route, ce policier a été en congé maladie durant plusieurs mois puis a repris son travail dans le cadre d'un mi-temps. *"La réinsertion professionnelle se passait très bien"*. Puis une mutation va venir bouleverser cet «équilibre». Le mi-temps devient un temps plein à l'entretien de bâtiments. *" Mais là les choses ont changé. Pas de mi-temps. (...) Il a du travailler 8 heures par jour à brasser du béton à la pelle ou d'autres travaux aussi pénibles. (...)"*.

Deux malaises de type neurologique ont entraîné pour cette personne un traitement médicamenteux assez lourd. Aujourd'hui la situation s'est à peu près stabilisée. *"(...) Je suis infirmière et mon métier m'a beaucoup aidée. Mais ce fut une période très dure à vivre, pour lui comme pour nous. Nos enfants ont été aussi perturbés par les problèmes professionnels de leur père que par l'accident"*. La présence d'une arme à feu personnelle au sein de la maison, "montée, prête à servir", a engendré une "peur" de la violence que cela pouvait impliquer et cette arme a été vendue.

"(...) Avec le temps, mon mari a quand même bien récupéré, physiquement et psychologiquement, ce qui lui permet de travailler presque normalement et de se faire respecter. Il reste malgré tout très amer au souvenir de toutes les difficultés qu'il a rencontrées. (...) C'est triste qu'une administration telle que la police, en

contact avec le public n'ait pas un comportement social. Bien sûr, ce n'est pas son rôle principal, mais lorsque l'on dirige des êtres humains, il n'est pas normal de dissocier le social du professionnel".

A la lecture de ce témoignage, un premier constat peut être fait : la fonction, les besoins du service priment sur l'individu. Le *social* (à de rares exceptions près) ne se fait pas au sein d'un service. Il est situé en dehors, pratiqué par des professionnels, mais avec très peu d'interactions entre eux comme avec les responsables de service.

Si l'on sait que l'administration emploie, rémunère, définit les fonctions de chacun, à chaque niveau de la hiérarchie, il est par contre beaucoup plus complexe de déterminer qui gère les ressources humaines au sein d'un service. Il semble qu'une devise existe : "un bon service est un service dont on n'entend pas parler là haut".

La personnalité du "chef de service tout puissant", une hiérarchie intermédiaire trop lourde, ont régulièrement été mises en évidence par nos interlocuteurs lorsque l'on est dans le cadre de situations de souffrance.

Un sentiment d'incompréhension mutuelle naît alors, à tous les niveaux de la hiérarchie, caractérisé par des ressentiments, des rancoeurs, des non-dits qui, à terme contribuent à une tension permanente, insidieuse là encore. Il existe une multitude d'attentes auxquelles il n'y a pas de réponses ou de *mauvaises réponses* c'est-à-dire celles que l'on n'attend pas.

Parallèlement, quelques Assistantes sociales notent que les problèmes familiaux d'une façon générale sont vécus avec la crainte du regard que l'administration peut porter sur la vie personnelle.

Une Assistante sociale écrit : "Le milieu policier est très particulier de par sa mentalité; le policier se sent dans l'obligation de mener une vie exemplaire et les supérieurs, de par une attitude paternaliste, se mêlent souvent de la vie personnelle du fonctionnaire. Beaucoup de policiers, lorsqu'ils se trouvent devant un problème familial sont extrêmement stressés et deviennent dépressifs par peur de ce qui peut arriver. J'ai eu connaissance de plusieurs situations où j'ai été amenée à aider la personne et je sentais le risque de suicide présent. L'honneur du policier est parfois un facteur important dans le risque de suicide".

La hiérarchie focalise ainsi sur elle beaucoup de rancoeurs, d'accusations, et ce, de façon très intense. Une interprétation possible de cette focalisation dans le cadre de la conduite suicidaire, est qu'il s'agit d'un moyen de partager un sentiment de culpabilité très présent lors d'une tentative ou d'un acte avéré. Pour supporter la douleur de la disparition, le souvenir de certaines images, les "si" qui remettent tout en question, il semble nécessaire d'exprimer ce sentiment extrêmement profond que le monde professionnel peut conduire à se donner la mort.

La relation du policier à l'administration est en fait caractérisée par une ambivalence de sentiments : le besoin d'être *aimé*, exprimé par cette phrase maintes fois entendue :" là haut on ne nous aime pas", le besoin de considération, de reconnaissance et, dans le même temps un rejet parce que la notion de personne disparaît au profit de celle d'effectifs.

Même si considération et reconnaissance existent, nous en prenons pour exemple la lettre du Ministre de l'Intérieur Charles PASQUA, (avril 1994) à l'ensemble des fonctionnaires de police, pour leur communiquer une synthèse de leurs réponses sur les conditions de travail et les moyens d'améliorer l'efficacité de la Police Nationale (près de 60 % de réponses), il semble bien que cela ne soit pas suffisant dans le sens où un tel message de reconnaissance est occulté par les vicissitudes quotidiennes.

Ces manques sont ressentis comme flagrants et il devient alors nécessaire de se *décharger*, avec des paroles d'autant plus dures, qu'il n'y a pas de lieux, de moments permettant de *décompresser*. Plus le temps est long entre les rancoeurs accumulées et le moment où l'on en parle plus les expressions seront dures et amères : "pressions incessantes", "effets pervers et irrémédiables dus aux reprises de travail alors que l'on ne va pas bien du tout"... Et, comme le note avec justesse Jean Pierre THIESSON, : *"des situations plus ambiguës qui délaissent les raisons concrètes pour trouver naissance dans les caractères, les humeurs, produisent et sans qu'on s'y attendent, des conduites suicidaires".*

Finalement, lorsque des *obstacles* existent, c'est autant les réactions d'un individu qu'il faut prendre en compte que la valeur des obstacles eux-mêmes.

b/ Le rapport à la mort dans la profession policière.

Parmi les missions qui incombent aux policiers, on peut citer les interventions liées à un décès. Décès sur la voie publique ou un lieu public, décès au domicile, décès dus à des actes de nature criminelle ou encore à des actes suicidaires. Ces décès, s'ils entraînent une différence de traitement judiciaire et administratif ont néanmoins pour point commun le face à face avec la mort, le mort et le cadavre.

Pour le policier, la mort fait partie des exigences de la profession. "Elle est organiquement liée à l'activité policière (...). A la manière d'une évidence en quelque sorte, évidence qui ne cesse cependant de poser problème dès qu'un discours officiel ou qu'un discours de mission délaisse le devant de la scène et qu'apparaît ce sentiment propre à chacun, d'être, devant les émotions qu'elle soulève, relativement et profondément démuni, sans solution d'oubli à demeure".[7]

Si les policiers rencontrés soulignent leur promiscuité à la mort, leur prise de conscience de la fragilité de l'humain, l'éloignement d'une certaine peur de la mort et dans le même temps des "cadavres qu'on ne supportent jamais, ceux des enfants", l'impression domine chez les "anciens" que les jeunes supportent plus mal les interventions liées au décès. *"Il y a 30 ans en arrière, les gens [les policiers] étaient plus solides (...), ils étaient plus forts, ils avaient eu des épreuves à passer, ils avaient exercé des métiers difficiles avant d'entrer dans la police (...), aujourd'hui les jeunes sont surdiplômés".* Une sorte d'opposition est ainsi créée entre *théorie* et *pratique*, dans laquelle, la maturité, le degré de *supportabilité* par rapport à la mort varient en fonction d'expériences antérieures et de l'âge.

c/ La proximité de l'arme.

Dans le cadre plus précis du mode opératoire, l'importance de la possession d'une arme a souvent été mise en évidence. En effet, le policier dispose de son arme en permanence y compris à son domicile. Cela n'explique certes pas le geste, mais nous permet de dire qu'il y a une « facilité » certaine due à la proximité de cet "instrument de mort". En quelques instants, le geste peut être accompli, au contraire d'autres modes opératoires, tels que la pendaison, l'asphyxie..., qui nécessitent une préparation.

Cependant, une nuance doit être marquée quant à la facilité d'accès. En effet, nos entretiens et témoignages nous ont permis de mettre en évidence que l'arme n'est pas synonyme d'un suicide « ras le bol », soudain. La *préméditation*, la préparation existent également : règlement de factures, rangement parfois quasi excessif d'un appartement, d'une maison, une assurance-vie souscrite quelques temps avant le décès, des lettres expliquant le geste, écrites dans certains cas plusieurs semaines avant l'acte lui-même.

Enfin, mais de façon beaucoup plus rare, l'arme sert également à l'anéantissement de toute une famille (enfants et/ou conjoint).

Quand la décision du passage à l'acte est présente, celui-ci semble inévitable.

Un Chef de service nous raconte :

---

7 Loïc VILLERBRU – "Le policier face à la mort", Les entretiens de GIF – Décembre 1991.

" Il s'agissait d'un civil, très bon fonctionnaire. Il s'est retrouvé en arrêt maladie pendant une période assez longue, suite à un accident. Les relations familiales se sont peu à peu modifiées, du fait de sa présence permanente au foyer] et il a fait une dépression nerveuse".

Lors d'une visite au service de ce fonctionnaire, le commissaire lui propose de revenir en "aménagé" dès son rétablissement complet. Ils se quittent "enchantés", la solution semblant convenir à tout le monde et, de plus avec l'accord du médecin chef. Trois jours plus tard, ce fonctionnaire s'est suicidé avec son fusil.

Aujourd'hui, ce Chef de service analyse la situation de la façon suivante : "à mon avis, il savait déjà ce qu'il allait faire, il était venu nous dire au revoir"...

Conclusion

Au terme de cette première partie, il nous semble important de retenir trois axes de réflexion.

1 Si le stress est inhérent à la fonction, le distress, le burnout, ne le sont pas. D'autres facteurs doivent être présents et remarqués sur un long terme pour provoquer une conduite suicidaire. De fait, si nous avons isolé l'étude du stress et de ses conséquences des autres facteurs de risque, c'est parce que nous l'avons retrouvé comme point commun dans tous nos témoignages et entretiens, contrairement à d'autres facteurs de risque qui n'apparaissent pas de façon systématique dans chaque cas de suicide.

2 Nous avons évoqué, de manière non exhaustive, dans cette première partie, différents facteurs de risque. Chacun d'entre eux, lorsqu'il est pris isolément, n'engendre pas (sauf cas exceptionnel) de conduite suicidaire. Mais liés les uns aux autres, ils nous permettent de considérer qu'il y a une situation de risque.

3 Enfin, lorsque plusieurs problèmes coexistent, que d'une façon ou d'une autre, l'isolement est présent, empêchant de se confier, d'être aidé, le passage à l'acte est quasi inévitable. Cette notion d'isolement est à notre avis fondamentale, car tous les policiers en difficulté ne se suicident pas.

Notre hypothèse est que l'environnement, tant familial que professionnel va peu à peu s'habituer et intégrer inconsciemment tous les signes de détresse, d'autant que ceux-ci ne font leur apparition que très progressivement et ne deviennent "visibles" que tardivement.

III. Le Suicide dans les Polices Etrangeres

Comme le souligne Jean-Pierre THIESSON, l'inquiétude ne semble pas dominer chez certains de nos voisins : Allemands, Anglais, Belges et Italiens. Ce qui peut vraisemblablement s'expliquer par le faible taux général de suicide dans ces pays. Ajoutons que certains d'entre eux (notamment l'Allemagne et l'Angleterre) pratiquent depuis plusieurs années une politique de prévention qui a contribué à faire diminuer ce taux.

C'est par conséquent vers les pays anglo-saxons et plus spécifiquement le Canada et les Etats-Unis que nous nous sommes tournés afin de disposer d'informations plus approfondies sur le suicide et sa prévention en milieu policier. Pays largement *productifs* en études et réflexions sur ce thème qui n'est plus tabou et qui a eu pour résultats la mise en place de programmes d'aide pour le personnel. On peut donc penser qu'Américains et Canadiens ont intégré cette dimension professionnelle dans le risque suicidaire. Une profession dont les incidences sociales et psychologiques ne peuvent constituer un donné à part. Elles ne sont pas neutres dans les relations que construit un individu, d'autant que pour le policier ces relations se situent toujours par rapport à des situations de routine, de répétitivité tout autant que de détresse, d'événements et finalement susceptibles dans certains cas, d'affecter profondément l'équilibre de sa propre image.

1. La Situation aux Etats-Unis.

A quelques mois d'intervalle, deux magazines français évoquent le suicide des policiers américains. Tout d'abord le Nouvel Observateur[8] qui titre "S.O.S. FLICS EN DETRESSE" et consacre un article sur la situation aux U.S.A. L'auteur, y évoque notamment le travail d'Ed DONOVAN, un ancien policier de Boston, qui a créé le premier *Police stress program*, baptisé "*Cops Helping Cops*".

Ed DONOVAN confie ainsi les motifs qui l'ont poussé à créer puis développer ce programme : "Après mon esquisse de suicide, j'ai compris que psychologiquement, les policiers vivaient sur le fil du rasoir. Aussi, pour les aider, j'ai ouvert des locaux neutres, hors des commissariats, où, sans honte, ils pouvaient venir confier leurs peurs, leurs faiblesses, leurs angoisses, avouer leur lassitude de ce métier. Il fallait qu'ils puissent raconter ça à d'autres flics, pas à des psychologues ou à des aumôniers, mais à des types qui leur ressemblent, qui font le même

---

8 LE NOUVEL OBSERVATEUR – novembre 1994, "S.O.S. FLICS EN DETRESSE", par J.P.DUBOIS.

boulot qu'eux, qui voient et entendent les mêmes choses, des gars qui sont déjà passés par là".

Ces structures se sont d'abord adressées aux policiers puis étendues à leurs femmes et enfin à leurs enfants.

Pour Ed DONOVAN, : "(...) Nous, au départ, on ne s'est pas enrôlé pour tirer sur des gens, ni pour se faire descendre au coin des rues. On n'est préparé ni pour le Viêt Nam, ni pour la Bosnie. Laissez-moi vous dire ceci : le suicide des flics embarrasse tout le monde, parce qu'il traduit une forme d'impuissance et de vrai désespoir. Ce boulot est devenu physiquement et mentalement dangereux. Un jour ou l'autre, sous la pression, on peut finir comme Bob RICCI, le chef de la Police de Rhode Island qui s'est tiré une balle dans la tête, il y a longtemps (...)".

En mars 1995, c'est le magazine LE POINT[9] qui consacre un article au malaise des policiers américains, plus particulièrement axé sur le suicide. L'auteur y reprend le chiffre de 300 morts par suicide en 1994, (ce qui représente un taux de 43 /100 000) et interroge Morton FELDMAN, Vice Président de la National Association of Chiefs of Police. Selon ce dernier, "*c'est un désastre et il ne fait qu'empirer. (...) Le pire, c'est que chez nous, il n'y a pas de tentative de suicide. Nous réussissons à chaque fois, parce que nous avons l'arme et que nous savons comment nous en servir. (...) Nous sommes entraînés à reconnaître les signes de dépression chez les autres, mais quand il s'agit de nôtre propre corps de métier, nous refusons de le voir, peut-être parce que nous dépendons tellement les uns des autres pour nôtre survie*".

John M. VIOLANTI,[10] "spécialiste" du milieu policier considère le suicide comme endémique à l'activité policière, et pose comme base de hauts risques les effets de l'accumulation d'événements traumatisants, les attitudes négatives du public et un fort sentiment de perte de contrôle. C'est ainsi, qu'il a rédigé, un long article sur le suicide dans la police et fait le point sur les recherches récentes et en cours. Celles-ci montrent que le suicide à l'intérieur de la profession policière est en augmentation continuelle; les statistiques indiquent que le suicide se produit à un taux 2 fois supérieur à ce qu'il était dans le passé. Comme le souligne l'auteur, "*de telles statistiques rendent de plus en plus nécessaire, pour les agents des forces de l'ordre, de traiter un problème qui refuse de disparaître, même s'il est ignoré*".

---

9 LE POINT – mars 1995 "La police malade d'elle-même", par J.S. STEHLI

10 John M VIOLANTI – The Mystery Within, Understanding Police Suicide. F.B.I. Law Enforcement Bulletin, février 1995.

Quant aux explications de ces forts taux de suicide, on retrouve dans l'ensemble des études citées par l'auteur, à peu près toujours les mêmes facteurs de risque :

- Le fait de disposer d'une manière régulière, d'une arme : une étude en cours (VIOLANTI, VENA) sur le suicide dans la police aux Etats-Unis révèle l'utilisation de l'arme de service dans 95 % des cas. Une étude comparative (FRIEDMAN) sur les suicides à New-York et à Londres met en évidence un taux de suicide dans la police new-yorkaise 2 fois plus élevé que celui de la population générale, tandis que le taux de suicide des policiers londoniens (qui ne portent pas d'armes à feu) est similaire à celui de la population.
- Une exposition continue, dans le cadre de l'exercice de leurs fonctions à la mort et aux blessures : on peut alors observer l'instauration d'une lassitude liée aux actes de violence, aux déceptions, à la misère humaine et une confrontation à la mort quasi quotidienne : "*Le citoyen moyen n'est généralement pas confronté, tout au long de sa vie au montant de morts et de violence qu'un officier côtoie en un mois*". En l'état actuel des recherches, il n'existe pas d'explication fiable sur les effets qu'une telle exposition peut avoir sur le psychisme. Une hypothèse avance qu'une exposition permanente à la mort et à la souffrance peut avoir un effet "anesthésiant" en ce sens que la mort devient plus facile à accepter comme une solution à des problèmes.
- L'abus d'alcool, la présence de psychoses, et la prévalence des conjugopathies : pour ces trois facteurs, une étude du département de Détroit (DANTO) sur le suicide de policiers, à révélé des pourcentages qui méritent attention : dans l'échantillon étudié, l'alcoolisme était présent dans 42 % des cas, un diagnostic de psychose établi dans 33 % des cas et les difficultés conjugales sont apparues comme un problème dominant. Par ailleurs, une étude menée au Québec (AUSSANT), sur 27 cas de policiers suicidés, confirme ces caractéristiques (antécédents psychiatriques et/ou problèmes médicaux dans 50 % des cas, problèmes d'alcool dans un nombre important de cas) et révèle que la plupart des officiers de l'échantillon avait rencontré des difficultés dans leur travail mais aussi, et dans tous les cas une chute sensible de leur efficacité avait été observée dans les 6 mois précédant le suicide.
- La présence de stress et la frustration : le stress est souvent cité comme le facteur premier de la conduite suicidaire, mais la frustration l'accompagne bien souvent. Comme le souligne l'auteur, l'ensemble des officiers entre dans la police avec des idéaux très forts, dont celui d'aider autrui. Cependant, au fil du temps, une certaine frustration peut s'installer, résultant notamment d'une presse largement antipathique, d'un manque de support de la part de la population et d'un système judiciaire qui "expédie" les affaires. Des attitudes de défense, d'isolement peuvent alors apparaître et, "*lorsqu'un officier trouve*

que la frustration n'est plus tolérable ou qu'il n'y a plus d'alternative, (...) le suicide peut alors devenir une option attirante".

Il existe également un facteur dont on parle peu et qui concerne les officiers proches de la retraite. Une étude récente a révélé un risque de suicide 10 fois supérieur parmi les officiers de police retraités (GASKA). J.M. VIOLANTI identifie cette approche de la retraite comme une peur de la séparation de la sous culture policière : séparation de la camaraderie, de la "protection" des collègues.

De plus, un certain isolement par rapport à la société durant les années de service, favorise chez certains une appréhension à "réintégrer" cette société. Ils la perçoivent comme hostile et étrangère. A cela peut s'ajouter la peur liée à l'âge croissant, la notion de perte de statut professionnel et par là même d'une certaine définition de soi-même.

C'est par conséquent dans un contexte où les facteurs de risque sont multiples et complexes que des programmes d'aide se mettent en place. Il faut de plus tenir compte du fait que, quels que soient leurs problèmes, les policiers, traditionnellement répugnent à demander de l'aide. Les principales raisons sont liées à la volonté de ne pas apparaître comme des êtres faibles et vulnérables face à leurs collègues, mais aussi au fait que leurs missions impliquent au quotidien des résolutions de problèmes. Il est alors difficile, pour certains, d'admettre qu'ils peuvent avoir eux-mêmes des problèmes. Et, lorsque la douleur psychologique n'est plus tolérable, ils choisissent de résoudre le problème en se suicidant. Cependant, la plupart des études établissent que cette "répugnance" à rechercher de l'aide est peu à peu surmontée grâce à l'efficacité de ces programmes d'aide, d'autant que ceux-ci se mettent en place dans de nombreux départements. Leur objectif majeur est d'aider les officiers à apprendre à faire face. En ce sens, "*peut-être que la meilleure manière de prévenir le suicide dans la police est d'entraîner les officiers à mieux surmonter les problèmes professionnels et personnels. Cela peut leur donner les moyens de reconnaître et d'éviter les mauvais tournants psychologiques et comportementaux qui parfois conduisent au suicide. De plus, entraîner des chefs de service à reconnaître les signaux d'alarme du suicide peut permettre au service d'intervenir avant qu'il ne soit trop tard*".

Enfin, c'est par rapport aux "survivants" que l'auteur évoque le suicide. Ce sont eux qui, de façon effective doivent affronter les répercussions du suicide. Celles-ci se traduisent non seulement par une angoisse émotionnelle, des sentiments de culpabilité mais aussi un sentiment d'isolement marqué par la perte de contacts avec le service où travaillait le policier. Dans ce contexte, le simple maintien du contact, ainsi qu'une assistance pratique pour l'obtention des pensions peuvent aider ces familles à "survivre". Parallèlement, lorsqu'un policier se suicide, un autre groupe en vit les conséquences : ce sont les collègues. "*Une vague de douleur et de chagrin frappe souvent les services après qu'un officier se soit suicidé. Dans certains cas, les chefs de service dénotent un effet négatif durable sur le moral et la qualité du travail des officiers survivants* ". L'instauration de débriefings psychologiques après chaque suicide de policier pourrait vraisemblablement modifier ces comportements.

J.M. VIOLANTI conclue sur le fait que "comme cela est vrai pour le traitement de n'importe quel problème, la première étape et la plus importante est de reconnaître qu'il existe un problème. En ce qui concerne le suicide dans la police, ce fait ne peut être ignoré plus longtemps".

2. La Situation au Canada

A l'instar de leurs voisins américains, les Canadiens se préoccupent également de la question du suicide des policiers. Parmi eux, Philip C. STENNING, Professeur de criminologie à l'université de Toronto, a réalisé plusieurs études sur le suicide en milieu policier, notamment celle concernant la Police Montée Canadienne (17000 hommes) et 4 corps de polices régionales, soit environ 50 000 hommes.

Au Canada, les études sur le suicide dans la Police ont été demandées par les organisations professionnelles et sociales. Au départ, l'administration et une partie du corps médical ont collaboré avec certaines réticences lors de la mise en place de structures préventives.

C'est au cours de l'année 1989-1990 qu'à été créée une Commission chargée d'entendre les policiers ayant connu une expérience professionnelle traumatisante (arrestation difficile, usage des armes, policiers tués en service...). Cette Commission s'est ensuite étendue aux cas de suicide en service et hors service, et effectue après chaque suicide une enquête interne, avec audition de l'encadrement de proximité. Ces auditions sont effectuées par des officiers spécialement formés. Ce processus préventif a permis de faire diminuer le nombre de suicides de policiers et d'améliorer le fonctionnement interne des services. En effet, dans les pays anglo-saxons, le taux de suicide policier est considéré comme un moyen d'évaluer la qualité ou le dysfonctionnement des services de police. Il existe à cet effet, sur tout le territoire canadien, dans les différents corps policiers majeurs, tels la Sûreté du Québec, la Gendarmerie Royale du Canada, le service de police de la communauté urbaine de Montréal..., des services d'aide aux policiers et à leur famille, dont la vocation est de répondre à toute forme de difficultés : conduites suicidaires, alcoolisme, violences conjugales... Services offerts 24 H sur 24, 7 jours sur 7 et fournis par des professionnels en santé mentale, tels que travailleurs sociaux et psychologues.

Si la famille est souvent mise en évidence dans ses dysfonctionnements, elle peut à l'inverse, constituer un élément fondamental de non apparition ou de prise en charge de ces mêmes dysfonctionnements. Sur ce chapitre de la famille, Michel OLIGNY[11] souligne l'influence d'un milieu familial stable sur l'attitude et le rendement au travail du policier : " *Pour cette raison, et surtout pour le bien-être des policiers, les gestionnaires auraient avantage à fournir et à promouvoir des programmes d'aide aux familles. Ils devraient, en outre encourager les policiers et leurs familles à faire appel aux services de conseillers. Un tel besoin n'a pas à être interprété comme un signe de faiblesse*". C'est dans cette optique, qu'a été créé en 1988 le Programme d'Aide au Personnel (P.A.P.) de la Sûreté du Québec. Ce programme s'articule autour des axes suivants :

- il s'agit d'un service **confidentiel, d'information, d'orientation** et **d'aide** envers des personnes "aux prises avec des difficultés d'ordre personnel ou familial, susceptibles de compromettre leur santé, leur équilibre psychologique, leur rendement ou leur comportement au travail".
- "Les locaux du P.A.P. sont situés à l'extérieur des lieux de travail, dans un endroit discret et facile d'accès". Par ailleurs une ligne téléphonique fonctionne 24 heures sur 24.
- Ce service dispose de ressources internes d'aide et de soutien ainsi que d'un réseau de ressources externes professionnelles du secteur public ou privé. "*L'intervenant est un confrère ou une consoeur de travail habilité à établir une relation d'aide avec la personne qui le demande. (...) Dans un climat de confiance, il/elle, effectue avec la personne aidée une analyse de la situation dans le but de trouver une solution ou une ressource adéquate et appropriée*".
- "un comité de coordination s'assure de l'application et de la bonne marche du programme. Il est composé de représentants de la Sûreté du Québec et de responsables des syndicats, fraternités, associations ou comités qui représentent les intérêts des différentes catégories d'employés oeuvrant à la Sûreté du Québec".

Enfin, il est à noter que la mise en oeuvre de ce programme est le résultat d'un protocole d'entente entre les responsables de l'institution policière et les différents représentants du personnel (syndicats, fraternités et associations).

11 Michel OLIGNY, "Stress et burnout en milieu policier", Presses de l'Université du Québec, 1991.

Conclusion

Tous ces exemples ne sont certainement pas à importer en "*prêt à porter*", cependant, ils présentent l'avantage de poser quelques principes de base pour l'efficacité de mesures de prévention.

1 L'ensemble des études citées est unanime à estimer que le policier à du mal à se confier à un "non policier", fut-il à même de l'aider à résoudre ses problèmes. Une première écoute, semble donc pouvoir se situer dans un face à face policier/policier. Un policier écoutant qui serait à même d'appréhender les paroles d'un pair dans l'expression de son mal-être.

2 La dimension familiale, abordée à travers deux problématiques :
- la problématique de "survie", tant psychologique que matérielle. Le suivi à ce niveau peut aider dans un travail de deuil plus difficile à entamer dans la mesure où la culpabilité est prégnante.
- la problématique d'appréhension d'un milieu professionnel quasiment méconnu. Comme l'évoque un policier : "[une] fragilisation due à l'environnement familial et à son incompréhension parfois. Les reproches plus ou moins avoués des enfants, car eux pâtissent à l'école, au collège, au lycée et même en faculté du métier du père". En ce sens, toute stratégie d'intervention doit à nôtre avis s'inscrire dans cette composante qu'est la famille. Ce qui peut favoriser la résolution de problèmes avant qu'ils ne prennent des proportions qui ne sont plus gérables. L'efficacité, la performance au travail dépendent aussi de facteurs liés à l'environnement, social et familial.

3 La mise en oeuvre de méthodes de gestion du stress très diversifiées, et de réseaux destinés à rétablir des repères, une cohésion familiale, professionnelle et sociale et le fait, plus du tout inhabituel que des policiers aient des qualifications en sciences humaines : travailleur social, psychologue, sociologue...

C'est en tenant compte de ces différents éléments que nous allons aborder la prévention du suicide en milieu policier.

IV. La Prevention

"Tout comme la prévention de la délinquance commence avec l'action personnelle du citoyen, la prévention du suicide ne se limite pas aux thérapeutes, pas plus qu'elle n'incombe à la seule responsabilité décisionnelle de l'autorité centrale. Elle concerne, même si cela indispose, tous les membres de l'institution, particulièrement ceux possédant un pouvoir, une capacité, un devoir de communication". (THIESSON)

Ce terme même de prévention, suppose l'intervention de trois notions qui nous paraissent fondamentales :

- la prise en compte de l'existence d'une situation de risque : les signes d'alarme,
- la mise en oeuvre de moyens destinés à réduire ces risques : écoute et parole,
- les structures "d'application" : le partenariat.

La prévention constitue un problème complexe en ce sens qu'elle nécessite d'une part l'intervention de plusieurs acteurs professionnels, d'autre part la reconnaissance d'un phénomène qui affecte bien des pays occidentaux dont la France. C'est certainement l'un des thèmes les plus intéressants quoique peut-être le plus difficile à aborder. En effet, si la prévention est synonyme de richesse d'idées, de réflexions, de stratégies d'intervention, elle est aussi parfois, génératrice d'utopies, et l'obstacle majeur réside dans le fait qu'elle se heurte régulièrement à la résistance au changement de certains groupes d'acteurs. Toute approche de la prévention nécessite par conséquent, de tenir compte, autant que faire se peut, de ces "handicaps".

Il est donc presque banal aujourd'hui d'écrire que la prévention passe en premier lieu par la **parole**. Parole auprès des personnes en situation de détresse, parole auprès du politique *décisionnaire*, parole auprès de groupes à risques, parole qui "*s'adresse de façon indifférenciée à tous et à chacun, ou au contraire, [qui] vise spécifiquement tel ou tel d'entre nous, tel ou tel groupe dont on a pu mesurer la particulière fragilité*" (Conseil Economique et Social)[12]. Une parole qui n'a certes pas le pouvoir de faire disparaître la conduite ou l'acte suicidaire, mais représente très certainement l'un des moyens qui s'impose, pour faire diminuer ce phénomène.

Concernant plus particulièrement le milieu policier, la question n'est pas de savoir si le taux de suicide est 2, 3, ou 10 fois supérieur à la "moyenne", mais bien de prendre en compte une souffrance qui affecte des personnes. Nier la prévention au prétexte d'un taux "acceptable", "inéluctable" ne peut, constituer une réponse, d'autant que nos témoignages et entretiens ont mis en avant cette nécessité de l'outil parole dans la prévention.

Nous avons établi dans la première partie de notre travail que seul le cumul de facteurs de risques est susceptible d'engendrer des conduites suicidaires. Nous avons vu également qu'il existe, liés à ces facteurs des ***signes d'alarme***, véritables traductions de ces situations de souffrance. En ce sens, notre postulat est que la prise en compte de ces signes devrait permettre une prévention et/ou des soins appropriés et efficaces.

---

12 Conseil économique et social : "Le suicide", étude présentée par Michel DEBOUT, Direction des Journaux Officiels, Paris, 1990.

Cependant, il reste extrêmement difficile, lorsque l'on aborde ces signes de les identifier précisément et d'en donner une interprétation qui veuille dire "attention danger". Certains signes sont visibles, d'autres le sont beaucoup moins, du fait même de leur apparition progressive et de ce phénomène "d'habituation" de la part de l'environnement familial, amical et professionnel que nous avons évoqué antérieurement. Tous ces signes représentent à notre avis des indicateurs de cette difficulté majeure à communiquer, à parler. Il est paradoxal à ce sujet, de constater que si la parole fait partie intégrante de la fonction de policier, cette parole devient quasi inexistante dans l'expression de sa propre souffrance. Un signe d'alarme qui passe par la parole est donc assez rare. C'est en nous appuyant sur d'autres types d'expression que nous allons essayer de mettre en évidence ces signes d'alarme. De façon non exhaustive, nous aborderons les signes suivants : la tentative de suicide, l'isolement, l'absentéisme, les conduites à risques, les mutations.

1. La tentative de Suicide

Si les données épidémiologiques établissent l'existence de différences entre les motivations relatives à la tentative et celles de l'acte accompli, certaines caractéristiques telles que le statut matrimonial, professionnel, ainsi que les antécédents de santé montrent des convergences avec ce qui est observé dans le suicide, ce qui permet d'appréhender, même de façon partielle quelques unes des raisons qui conduisent une personne à vouloir se donner la mort. On retrouvera ainsi, chez les suicidants une grande précarité de leurs relations familiales et affectives qui sont significatives de cette véritable **perte de repères** qu'est la conduite suicidaire.

Comme le souligne le Conseil Economique et Social, "c'est la même relation d'une histoire personnelle qui vient se fracasser sur le mur d'une société qui n'écoute et ne comprend plus l'individu, qui menace sa place et sa relation aux autres".

Affirmation qui prend toute sa valeur dans le monde policier, tant la relation aux autres est un constituant de base de la vie professionnelle.

Sur les tentatives au sein de ce milieu, il faut rappeler qu'il n'existe pas de statistiques. La plupart des suicides apparaissent donc comme un premier acte. Cependant, il est vraisemblable que dans un certain nombre de cas, comme cela est constaté par la plupart des recherches, des tentatives effectuées au domicile et n'ayant donné lieu à aucune hospitalisation échappent à toute possibilité de prévention.

Une situation qui permet la persistance du poids "moral" du regard des autres, des préjugés relatifs à la faiblesse, voire la lâcheté et qui induit autour du geste effectué la non parole, le non dit.

A cela, vient s'ajouter la peur de la sanction administrative. Pour la tentative de suicide comme pour d'autres pathologies (telles que certains états dépressifs par exemple), les mesures de prévention sont ressenties comme "incisives" le retrait de l'arme et l'arrêt maladie s'effectuent encore dans bien des cas, sans accompagnement.

La tentative de suicide pose finalement plusieurs questions sur le plan professionnel :

- Elle peut fragiliser un service dans la mesure où elle est parfois révélatrice d'un malaise qui n'est pas uniquement individuel.
- Elle est susceptible de mettre la hiérarchie en position de "faiblesse" et par conséquent, de l'amener à se mettre à l'abri de toute retombée administrative.
- Elle est aussi significative d'une perte de repères professionnels avec la triangulation suivante :

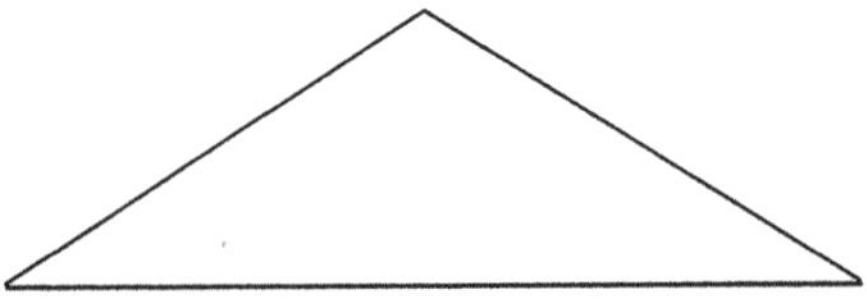

- La présence de la souffrance, des "autres" (le public, mais aussi parfois la famille), la sienne propre, et, lorsqu'elles se rejoignent, qu'il n'y a plus de réelles possibilité de les discerner, on peut considérer qu'il y a une situation de danger.

Il est par conséquent certain que la tentative de suicide reste placée sous le signe de l'ambivalence, où le "désir de mourir" est dans le même temps significatif d'un "désir de vivre" et donc d'un appel à l'aide.

C'est un signe essentiel à prendre en compte pour toute prévention et pour tout suivi puisque la "récidive" ou répétition est très importante dans la première année qui suit le geste.

En étant connue et parlée, la tentative peut alors être la première étape dans la rupture de l'isolement, autre signe conséquent d'une situation de risque.

2. L'isolement

Il est décrit par Jean-Pierre THIESSON comme étant le signe d'alarme le plus répandu : le fonctionnaire ne communique plus, n'exprime plus ses problèmes à personne. Il est entré dans une phase de réduction des contacts sociaux, d'isolement volontaire. En ce sens, il représente un signe à prendre en compte parce qu'il permet à la vulnérabilité de s'installer et de perdurer.

C'est un signe multidimensionnel, significatif d'un isolement à la fois physique et psychologique, mis en exergue à de nombreuses reprises par nos interlocuteurs. Mais il s'agit aussi d'un isolement social et professionnel qui s'exprime tant vis à vis de la population que vis à vis de l'administration : situations de méfiance réciproque, de peur, de critiques.

a/ Un isolement social et professionnel.

A l'instar de tout corps professionnel, le corps policier s'inscrit dans une culture et des règles d'entreprise, qui semblent toutefois plus prégnantes que dans d'autres milieux.

Faut-il y voir une spécificité ou un particularisme ?

Un statut spécial.

La police doit être assurée en tout temps et en tout lieu, "on" est policier 24 H sur 24 et les exemples dans le cadre du statut ne manquent pas. La non intervention dans une situation où des personnes sont en situation de détresse constitue pour le policier un double *manquement* : la non assistance à personne en danger, mais aussi une faute professionnelle. "(...) *la qualité de policier lui est une circonstance aggravante en cas de délit ou de crime; dans un certain nombre de cas, elle entraîne le doublement de la peine*"[13]. Citons encore l'interdiction du droit de grève...

Les exemples ne manquent pas. De l'obligation de réserve à celle d'être digne dans la fonction exercée, l'aspect disciplinaire peut paraître plus rigoureux qu'ailleurs. Mais il faut cependant apporter une nuance, car en matière de discipline le secteur privé ou celui des entreprises publiques n'hésite pas à mettre en oeuvre, lorsque cela s'avère nécessaire, tout l'arsenal juridique prévu à cet effet dans le cadre des manquements professionnels.

---

13 "Les policiers", Pierre DEMONQUE – Ed. La Découverte/Maspero, 1983.

L'esprit de corps.

Peut-on le traduire comme plus prononcé qu'à l'intérieur d'autres groupes professionnels ?

La police est-elle un milieu fermé ou bien est-ce le monde extérieur qui aurait tendance à l'enfermer, à force d'y rechercher des mystères, l'obligeant à se replier sur elle-même et favorisant ainsi un esprit de corps, une société quasi secrète ? (P. DEMONQUE). L'auteur évoque deux réponses, élaborées par CASAMAYOR : "*le secret comme dimension constitutive de l'action policière et l'isolement comme mode délibéré de gestion de la police par le pouvoir. Au carrefour de l'isolement et du secret se constituerait le vase clos du monde policier dont il n'y a plus, dès lors, légitimement, qu'à tenter de percer les mystères et d'établir les particularités*".

On peut dès lors considérer qu'il s'agit d'un isolement qui renvoie à l'*opacité* du milieu policier, vivant en semi-autonomie, au sein d'une société dans laquelle il est parfois difficile pour ce professionnel de se situer, en raison même de la *double qualité* de citoyen et de policier régulateur de cette même société.

Comme l'écrivait le Préfet Maurice GRIMAUD : "*Le péril qui guette le* policier, c'est l'isolement, le repli sur son groupe, la culture de sa différence et le ressassement des incompréhensions des autres".[14]

"Dans ce contexte, l'ouverture sur l'extérieur entamée, sinon expérimentée depuis quelques années modifie profondément cette culture, avec, "au bout de ce processus quasi irréversible, une seule notion : la transparence. Jusqu'où ? Petit à petit déjà, le policier est arraché à l'isolement dans lequel on l'avait adroitement cantonné. Ceux qui réfléchissent sur le métier ont mis au jour les allers-retours qui s'organisent entre police et société. Ils ont compris que les deux avaient tout à gagner à multiplier les ponts. (...)"[15].

Un développement de la "transparence", associé à une modernisation et une formation qui amènent vraisemblablement, selon les auteurs, à une *désacralisation* du monde policier. Une désacralisation vécue par certains avec indifférence, par d'autres avec conviction voire même avec militantisme mais, pour quelques uns comme une perte de repères. A l'intérieur même d'un tel mouvement, d'une telle évolution, peut-on penser que l'isolement d'un groupe professionnel vécu comme une protection, s'effrite au profit d'un isolement individuel dans le contexte de la conduite suicidaire ? Peut-il y avoir *compensation* d'un isolement par un autre ?

---

14 "Les policiers", Pierre DEMONQUE – Ed. La Découverte/Maspero, 1983.

15 A.LEAUTHIER et F.PLOQUIN – "Les flics, 120 000 inconnus" (p.200). Ed. FLAMMARION, 1990.

L'individualisme, si souvent évoqué aujourd'hui, est-il en train de s'opposer *discrètement* à la solidarité des corps, la solidarité familiale de la grande maison..., révélant ainsi une ambiguïté insupportable pour quelques uns ?

b/ Un isolement individuel et familial.

L'isolement n'est pas seulement caractéristique d'un *sentiment réfléchi.* Il est aussi, lorsque les repères s'affaiblissent ou disparaissent le résultat d'une situation de souffrance. L'isolement est tel qu'il empêche l'individu de se confier. Il y a un véritable *blocage* de certaines paroles : on "mesure" son désarroi, comme s'il existait un seuil à ne pas franchir dans l'expression d'un malaise et que l'on peut représenter par l'image de l'iceberg :

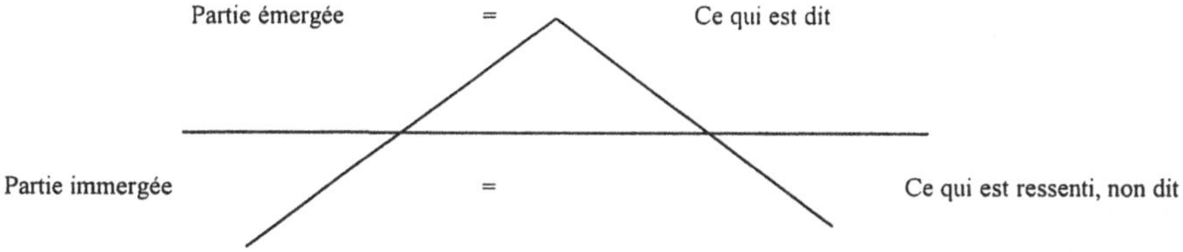

L'individu adopte ainsi une attitude de retrait, de non communication vis à vis de son conjoint, de sa famille et du groupe professionnel : *il s'absente* (dans les deux acceptations du terme). Il est alors en perte d'autonomie psychologique et spatiale, qui s'accompagne bien souvent d'un autre signe d'alarme : l'absentéisme.

3. L'absentéisme

Parmi les signes à prendre en compte dans le cadre de la conduite suicidaire, l'absentéisme est vraisemblablement un indicateur dont la fiabilité peut être retenu.

En l'absence de données précises, relatives au milieu policier, c'est à partir d'une étude effectuée par A.CHEVALIER et M.GOLDBERG[16] au sein des entreprises Electricité de France – Gaz de France, que nous avons illustré ce phénomène de l'absentéisme. Cette étude nous a fourni des pistes de réflexion intéressantes et significatives sur le taux d'absentéisme à l'intérieur d'une organisation.

Un nombre important de variables individuelles ont ainsi été prises en compte pour mesurer l'absentéisme, mais les variables collectives liées au service ont

16 Anne CHEVALIER, Marcel GOLDBERG – "l'absence au travail : indicateur social ou indicateur de santé ?" – Sciences Sociales et Santé, Vol. X, n°3, septembre 1992.

également été utilisées (effectif, âge moyen, ...), notamment pour analyser la prévalence de l'absence. Très étudiée dans le contexte des situations génératrices de stress, la prévalence de l'absence peut aussi révéler des causes spécifiques de l'augmentation du taux d'absentéisme, avec des pathologies telles que les dépressions réactionnelles. Deux pôles de l'absentéisme sont mis en évidence par les auteurs :

- d'une part, un pôle avec des profils d'absence de longue durée où l'indicateur de santé et de morbidité est prépondérant (cancer, infarctus, tuberculose...), les autres facteurs apparaissant dans ce contexte, au second plan.
- d'autre part un pôle qui correspond à toutes les autres absences, y compris pour des raisons de santé, mais où l'on constate que les facteurs socioprofessionnels sont prépondérants.

Le taux d'absence au travail, peut donc être analysé à partir de facteurs "objectifs" : conditions de travail, horaires, rémunération... et des facteurs "subjectifs" (ressentis) : insatisfaction, inquiétude pour l'avenir, manque de responsabilité... Pourtant, même dans le cas de facteurs subjectifs, la morbidité n'est pas complètement absente en ce sens que le "mal-être" peut aussi bien être psychique que physique et représenter de ce fait, la première étape d'un processus de dégradation de la santé. Par ailleurs, s'il est vécu au niveau collectif, ce mal-être peut également être synonyme d'un malaise dans l'entreprise. Il se caractérise alors par des absences brèves qui dépendent de la culture de l'entreprise, de son climat social, du statut des salariés, des conditions d'indemnisation de l'absence, du climat socio-économique de la région.

Analyser l'absentéisme en milieu policier, implique finalement de le considérer comme un signe d'alarme mais aussi comme un paramètre étroitement associé à l'isolement. "S'absenter, se mettre en maladie, prendre un ticket...", autant de formules qui constituent pour le sujet qui souffre une réponse à une situation qu'il ne tolère ni ne maîtrise plus. Dans un tel contexte, l'évolution du taux d'absentéisme peut nous donner une clé de lecture efficace sur la santé physique, mentale et sociale au travail.

4. Les Conduites à risque

Pour ce chapitre, nous avions posé comme postulat la possibilité de dégager en tant que signes révélateurs d'un problème, des conduites à risque, c'est-à-dire inhabituelles, a-normales, lorsqu'un policier traverse une crise et ce, quelle qu'en soit l'origine.

En fait, une dizaine d'entretiens, nous ont montré qu'aucune hypothèse en la matière ne pouvait être sérieusement validée. Si l'on peut constater dans certaines situations professionnelles des réactions de fuite, d'évitement, ou a contrario une trop grande exposition au danger, une utilisation "intempestive" de l'arme, il n'est guère possible en l'état actuel de nos connaissances d'établir un lien de cause à effet avec une situation particulièrement difficile. Il n'y a pas semble-t-il de manifestations aussi visibles qui pourraient être reconnues comme des conséquences d'un burnout. A ce sujet, le comportement professionnel est décrit comme dépendant de la façon de chacun d'appréhender une situation. Si l'on constate parfois, une certaine agressivité ou une certaine inertie chez un collègue en intervention, cela est traduit comme un phénomène passager.

Dans ce domaine, seule une étude de chaque suicide ou tentative pourrait permettre de repérer des éventuels dysfonctionnements professionnels quelques temps avant le passage à l'acte, dont la causalité relèverait effectivement d'un mal-être physique et psychique important. En ce sens, les études de l'I.G.P.N. (Inspection Générale de la Police Nationale), relatives aux sanctions disciplinaires pourraient nous fournir de tels "repérages".

5. Les Mutations

A l'instar de toute administration, la police *organise* la possibilité de mobilité interne (DEMONQUE) qui s'effectue par le biais des mutations. Cependant, on trouve sous ce vocable des réalités bien distinctes. Les mutations se font en règle générale, à l'occasion d'une "prise de galons" sanctionnée soit par un examen, soit à l'ancienneté ou bien encore dans le cadre d'un concours interne. Il s'agit là du contexte classique de la mobilité professionnelle. Deux autres types de mutation viennent s'y greffer : les mutations disciplinaires et les mutations sociales, pouvant toutes les deux représenter des signes d'alarme.

a/ La mutation disciplinaire.

Elle intervient comme la sanction d'une faute et révèle l'existence d'un problème. Mais pour le policier concerné, ce type de mutation est synonyme de rupture et de fragilité :

- intégration dans un nouveau service et à un nouveau poste de travail,
- l'éloignement plus ou moins important du milieu familial,
- la gravité du motif qui a conduit à la mutation et qui va induire le comportement du "nouveau groupe professionnel" vis à vis du policier muté.

Les relations qui vont s'ensuivre seront marquées par ce motif.

b/ La mutation sociale.

Elle concerne essentiellement le rapprochement familial, mais elle peut aussi avoir lieu pour des raisons de santé ou bien encore en tant que suite d'événements professionnels (situations traumatisantes par exemple).

Si ce type de mutation correspond à une réponse *sociale*, *humaine*, on peut également constater des effets fragilisants :

- intégration dans un nouveau groupe de travail,
- reconstruction des liens familiaux et sociaux, distendus par l'éloignement.

La mutation sociale fait l'objet d'une constitution de "dossier" et permet à ce titre, la rencontre avec des intervenants divers (assistantes sociales, délégués syndicaux, mutualistes, associatifs, voire même médecins...), moments qui pourraient alors être *privilégiés* pour évoquer les incertitudes liées à tout changement conséquent d'une nouvelle situation.

Ces mutations particulières revêtent-elles un caractère d'importance, par les incidences fragilisantes qu'elles peuvent induire ? Les études sur le suicide en milieu policier n'en font pas état mais une investigation plus approfondie aurait pour mérite de confirmer ou d'infirmer la présence de tels antécédents dans les cas de suicide.

V. Ecoute et Parole

L'implication des pouvoirs publics dans l'approche du phénomène suicidaire conditionne ou tout au moins n'est pas sans incidence sur la "faiblesse" du taux de suicide dans un pays. Deux pays proches de la France, l'Angleterre et les Pays Bas ont un taux de suicide bien plus faible que le nôtre (respectivement 7,7 et 10,5/100 000). Comme le note le Conseil Economique et Social dans son rapport sur le suicide, ces deux pays publient de façon régulière un "Livre Blanc" sur le suicide. Ouvrages dans lesquels sont exposés : la politique de prévention, des objectifs précis accompagnés d'une véritable définition des moyens humains et financiers, des méthodes d'évaluation destinées à apprécier les résultats.

Une implication qui est finalement révélatrice de l'affrontement de deux écoles de pensée :

- On peut prévenir et en parler fait partie intégrante de la prévention,
- On ne peut pas prévenir, il existe une *moyenne* et en parler c'est prendre le risque de faire augmenter cette moyenne.

Dans notre pays, les opinions sont particulièrement tranchées sur cette question et la deuxième affirmation domine encore largement. Pourtant les quelques campagnes d'information et de prévention menées par le réseau associatif ont mis en évidence la nécessité d'en parler et de donner à tous ceux "qui n'ont plus envie de vivre" la possibilité *d'appeler*. En ce sens, le téléphone représente "un instrument idéal" :

- il préserve l'anonymat,
- il permet écoute et parole 24 H sur 24,
- il met en évidence la simplicité du geste.

Un système d'écoute et de parole qui a démontré son efficacité depuis plusieurs décennies. Cependant, depuis les années 1970, le seul contact téléphonique ne suffit plus, et certaines associations ont ouvert des centres d'accueil. Ecoute et parole représentent des "outils" fondamentaux dans la prévention du suicide, et ce, quel que soit le niveau d'intervention : primaire, secondaire ou tertiaire[17].

En ce qui concerne le milieu policier, c'est plus particulièrement au niveau de la prévention secondaire que peuvent se situer des actions préventives. En effet, la prévention tertiaire intervenant après le geste, elle relève en premier lieu du réseau médical.

Nous ne développerons pas dans cette étude de "recommandations" pour une prévention efficace... Notre propos sera plutôt de dégager des pistes de réflexion pour que toute politique de prévention qui serait mise en oeuvre puisse s'inscrire dans une dynamique de cohérence et de partenariat.

1. La Formation

L'école de police, constitue bien souvent la première approche, le premier lien avec la profession. Elle représente de ce fait le lieu où les questions relatives à *la police* peuvent être posées, où tout ce qui a été vu, perçu, ressenti lors des stages pratiques peut être exposé et analysé. La réalité quotidienne d'une profession soumise à la routine tout autant qu'à l'urgence se doit d'être clairement évoquée : il s'agit d'une étape susceptible de "casser" les images, les stéréotypes qui entourent encore les métiers de police.

Quant à la formation continue, qui prend le "relais" tout au long de la vie active, elle représente un espace privilégié pour les stages de gestion du stress, de développement personnel, de pratiques sportives etc.

---

17 En référence aux définitions établies par le Conseil Economique et Social, nous rappellerons les trois niveaux de prévention :
La prévention primaire concerne l'ensemble de la population et porte sur l'environnement économique, éducatif, sanitaire et social.
La prévention secondaire s'adresse à des publics spécifiques, présentant des risques suicidaires particuliers.
La prévention tertiaire vise à prévenir la répétition du geste.

La formation, qu'elle soit initiale ou continue ne correspond pas seulement à une obligation légale. Elle nécessite une implication et une motivation des différents acteurs : élèves, stagiaires mais aussi formateurs. Les contenus de formation ainsi que les évaluations sur le long terme dépendront en grande partie de cet aspect d'implication et de motivation.

Ce qui nous semble également fondamental à l'analyse de nos témoignages et entretiens, c'est de pouvoir faire comprendre au policier qu'il a le droit de se sentir mal, qu'il n'est pas un "super héros" et qu'il peut demander de l'aide. C'est essentiellement dans le cadre de la formation initiale et continue qu'un tel travail peut se faire. Cela suppose de vaincre l'ensemble des résistances aux changements, individuelles aussi bien que collectives et à quelque niveau de grade que ce soit.

2. Ecoute et Parole "Specialisées".

Le débriefing : en milieu policier, le débriefing s'est essentiellement développé dans le cadre de situations professionnelles à haut risque traumatique (attentats, accidents ferroviaires, aériens, fusillade, prise d'otages...). S'il ne constitue pas en tant que tel un outil direct de prévention, il permet à des professionnels, lors d'événements particulièrement difficiles à gérer, de faire le point, "d'évacuer" des émotions, d'éviter l'installation de sentiments de culpabilité. Le débriefing pourrait ainsi être utilisé après chaque cas de suicide, que l'acte ait été accompli en service, au domicile, ou dans un lieu public. Il peut également être mis en oeuvre à la suite d'interventions particulièrement fragilisantes : décès de collègues, accidents de la route avec blessés graves et/ou décès, interventions auprès de mineurs victimes...

Les programmes d'aide : ils sont basés sur une théorie selon laquelle le milieu de travail peut être utilisé efficacement dans le repérage des troubles d'ordre personnel et professionnel. Les programmes d'aide représentent la première étape d'une parole significative d'un malaise, qu'il soit passager ou beaucoup plus profond. Une intervention est alors possible avant "d'entrer" dans la spirale de l'épuisement et de l'isolement. Ces programmes offrent également la possibilité au policier, mais aussi à sa famille *de dire et de se dire* en exprimant des sentiments qui "en temps normal" sont contrôlés et réprimés.

A l'instar de ce qui existe en matière de prévention pour d'autres populations à risques (notamment les jeunes), il semble que nombre de "réponses" à apporter se situent au niveau de ces structures d'écoutes, et/ou de programmes d'aide spécifiques. Le milieu policier reste un milieu professionnel encore fermé : les policiers ont du mal à s'exprimer auprès "d'étrangers", même si ceux-ci sont à même de les aider. Ces programmes sont très certainement à créer, avec des écoutants policiers -spécialement formés – et non policiers.

Enfin, c'est également tout un travail de sensibilisation et de formation qui doit être opéré auprès des "intervenants potentiels". Ecouter, repérer les difficultés constituent un réel travail en profondeur et ne souffre d'aucune approximation dans une situation aussi délicate à gérer que le *mal-être.*

VI. Les Structures "d'application" : le Partenariat

En tant que *grande Entreprise*, l'administration dispose de structures *d'assistance* destinées aux policiers. A ce titre, ces structures peuvent être utilisées dans la mise en oeuvre et la gestion de la prévention.

Les structures dépendant de l'administration :

- les services médicaux de contrôle, et de prévention, les services sociaux (assistantes sociales), et les service auxquels sont rattachées des psychologues : recrutement, formation, soutien opérationnel.

Les structures "associatives " de la Police Nationale :

- les mutuelles, les syndicats et les associations.

Dans ce contexte, l'intervention d'acteurs professionnels "internes" mais aussi "externes" à l'institution policière constitue une dimension complémentaire pour amener une personne à exprimer sa "détresse" et à rompre son isolement. Seul un réseau de tous les acteurs professionnels en contact avec une population à risque peut permettre à la prévention de s'harmoniser en s'appuyant sur des compétences pluridisciplinaires et sous-tendues par la pratique du partenariat.
Un partenariat qui a encore du mal à fonctionner en France. Le manque de reconnaissance mutuelle entre les différents groupes professionnels en est une des causes principales, accentuée par la place importante tenue par les bénévoles. Comme le souligne le Docteur X. POMMEREAU[18], "(...) *bien que le travail associatif soit de plus en plus connu et respecté, nombreux sont encore les professionnels qui portent sur le bénévolat, un regard péjoratif, n'accordant que peu ou pas aux bénévoles de «crédit partenarial»*". La même remarque peut s'appliquer au milieu policier.

---

18 Dr Xavier POMMEREAU, "Les conduites suicidaires", C.H.R. de Bordeaux.

Finalement, la prévention ne peut être opérante que dans un partenariat actif que nous illustrerons par les schémas de conclusion suivants : passage d'une prévention où le partenariat est ponctuel à une prévention "idéale", relevant d'un partenariat organisé.

SITUATION ACTUELLE

INTERVENANTS POTENTIELS
(internes à l'institution policière)

PARTENARIAT PONCTUEL

Assistantes sociales

Délégués sociaux

Délégués mutualistes

Délégués syndicaux

SUJET

situation de souffrance

PARTENARIAT PONCTUEL

Médecins de prévention

Médecins de contrôle

Chefs de service

Hiérarchie intermédiaire

Psychologues

Représentants
d'associations

↑↓

Partenariat ponctuel

non organisé

INTERVENANTS POTENTIELS
(externes à l'institution policière)

CENTRES HOSPITALIERS
PREVENTION

ASSOCIATIONS DE

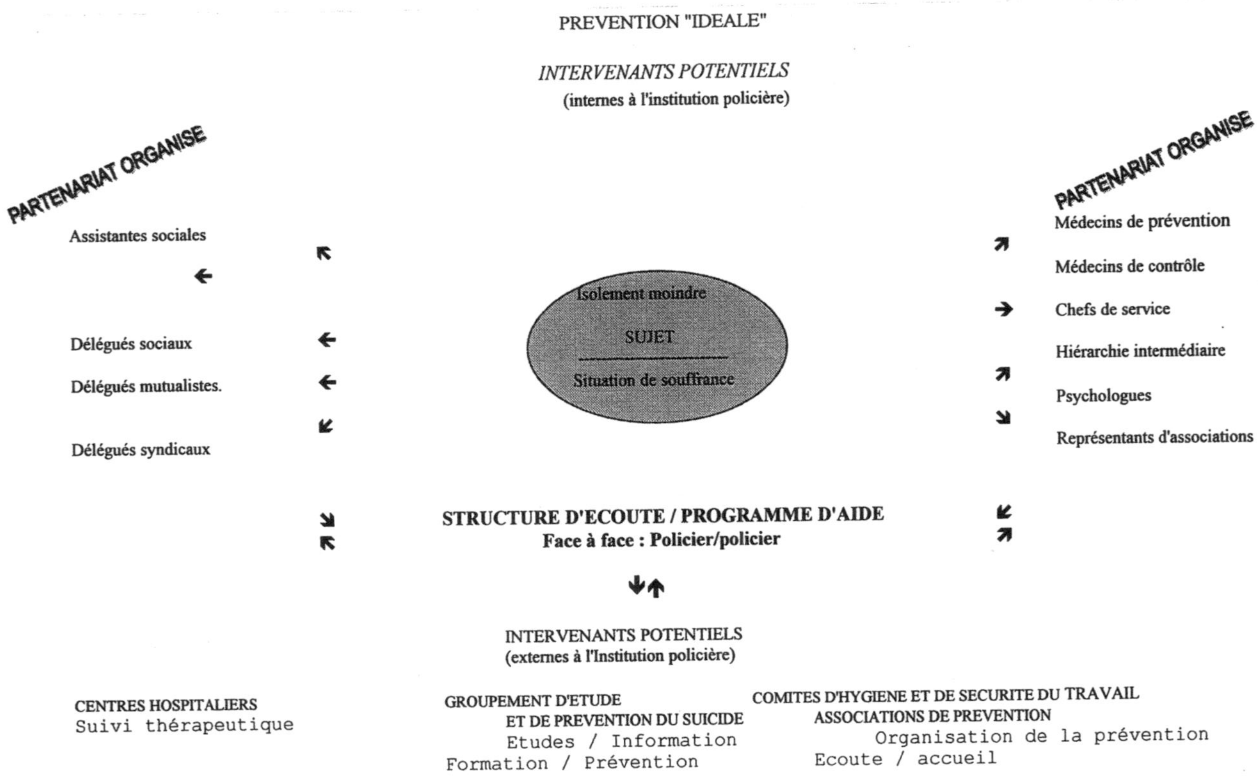
PREVENTION "IDEALE"
INTERVENANTS POTENTIELS
(internes à l'institution policière)
PARTENARIAT ORGANISE
Assistantes sociales
Délégués sociaux
Délégués mutualistes.
Délégués syndicaux
Isolement moindre
SUJET
Situation de souffrance
PARTENARIAT ORGANISE
Médecins de prévention
Médecins de contrôle
Chefs de service
Hiérarchie intermédiaire
Psychologues
Représentants d'associations
STRUCTURE D'ECOUTE / PROGRAMME D'AIDE
Face à face : Policier/policier
INTERVENANTS POTENTIELS
(externes à l'Institution policière)
CENTRES HOSPITALIERS
Suivi thérapeutique
GROUPEMENT D'ETUDE
ET DE PREVENTION DU SUICIDE
Etudes / Information
Formation / Prévention
COMITES D'HYGIENE ET DE SECURITE DU TRAVAIL
ASSOCIATIONS DE PREVENTION
Organisation de la prévention
Ecoute / accueil

Conclusion Generale

Une dimension plurifactorielle reconnue, mais qui s'écrit à chaque fois :

- dans une histoire singulière,
- dans l'histoire des sociétés.

Parfois toléré, parfois glorifié, souvent réprimé, le suicide a toujours suscité crainte, peur et fascination.

"Choisir" de mourir ou mourir par sentiment de ne plus avoir de choix...?

Quelle est la place réelle des facteurs *extérieurs* dans l'accomplissement d'un acte dont la mort est la finalité ?

Quels messages la société et les groupes qui la composent doivent-ils retenir de la mort volontaire ?

Comment intervenir pour rompre le cercle de la souffrance ?

Ce travail n'a pas la prétention d'apporter des réponses *toutes faites* sur le suicide, sur ses causes et sur un système de prévention efficace.

Il n'était pas question non plus de désigner des *coupables*, même s'il est vrai que ce sujet tabou engendre encore trop souvent ce type d'attitude.

Ces quelques pages sont destinées aux professionnels qui pensent pouvoir y trouver des éléments susceptibles de les aider dans leur pratique quotidienne.

Bibliographie

1. Ouvrages

DEJOURS, Christophe, "*Travail : usure mentale*", BAYARD Editions – 1993

DURKHEIM, E., "*Le suicide*", Édition ALCAN – PARIS, 1897

LEAUTHIER, A., PLOQUIN F., "*Les Flics, 120 000 inconnus*", Editions FLAMMARION PARIS, 1990

MONESTIER M., "SUICIDES : Histoire, techniques et Bizarreries de la mort volontaire. Des origines à nos jours", Le Cherche Midi Editeur – 1995

OLIGNY, M., "*Stress et burnout en milieu policier*", Presse de l'Université du QUÉBEC – 1991

RIVOLIER, J., "*L'homme stressé*", Presse Universitaire de France – 1989

STRATTON, J.G., "*Police Passages*", GLENNON PUBLISHING COMPANY – 1984

VEDRINE, J. – QUÉNARD, O. – WEBER D., "*Suicide et conduites suicidaires*" – Tomes I et II, Éditions MASSON – PARIS, 1981

2. Articles

DUBOIS, J.P., "*S.O.S. Flics en détresse*", LE NOUVEL OBSERVATEUR – novembre 1994

PHILIPPE, A., "Données épidémiologiques sur les conduites suicidaires :situation actuelle en France"

INSERM – UNITE 302 LE VESINET, 1990

POMMEREAU, Xavier, Docteur, "*Les conduites suicidaires*", C.H.R. de Bordeaux

STEHLI, J.S., "*La police malade d'elle-même*", LE POINT N°1174, mars 1995

VIOLANTI, J.M., "The mystery Within, Understanding Police Suicide", F.B.I. Law Enforcement Bulletin, Volume 64, Number 2 – February 1995

3. Études

Conseil Economique et Social, "*le suicide*", Etude présentée par Michel DEBOUT, Direction des journaux Officiels – Paris, 1990.

PRAX, Irène – Psychologue, "La *gestion du stress policier*", Les entretiens de GIF – Mai 1990

THIESSON, Jean-Pierre, "Le suicide du policier : étude phénoménologique et réflexions pour une prévention", Ecole Nationale Supérieure de Police – St CYR AU MONT D'OR, 1990

Les dossiers du C.N.E.F., "*Le policier face à la mort*", 1992.

Resume

Si la réflexion sociologique permet d'aborder le suicide dans son contexte évolutif général, l'analyse qui peut en résulter doit à notre avis être approfondie dans une optique pluridisciplinaire, si l'on veut avancer dans la compréhension, mais aussi la prévention des conduites suicidaires (tentatives et suicides avérés) dans un milieu professionnel déterminé.

En effet, s'il semble peu probable de mettre en oeuvre une politique générale de santé (à l'instar de ce qui se fait notamment pour les accidents de la route) en matière de prévention du suicide, car le sujet est par trop synonyme d'histoires et de souffrances individuelles, il nous apparaît par contre vraisemblable qu'en traitant de la conduite suicidaire dans une dimension socioprofessionnelle particulière, l'on puisse à terme, aboutir à un infléchissement de ces comportements dont la mort est la finalité.

Dans le cadre de cette étude, nous verrons qu'au-delà des statistiques, des questions se posent par rapport à la suicidité de cette population professionnelle :

Le policier fait-il partie d'un groupe à risques ?

Les facteurs de risques sont-ils plus importants qu'au sein d'autres professions?

Est-il possible de gérer ces risques et comment ?

Nous essaierons par conséquent, tout au long de ce travail, de démontrer que seule une association de facteurs de risques (tant personnels que professionnels et environnementaux) est susceptible de provoquer chez une personne des troubles pouvant l'amener à entrer dans cette spirale de la conduite et de l'acte suicidaire. En ce sens, cette étude mettra en évidence le caractère fondamental de certains facteurs de risques et notamment celui du stress, comme éléments fondamentaux de toute conduite suicidaire. En effet, si le stress est inhérent à la fonction policière, le distress et le burnout ne le sont pas. D'autres facteurs doivent être présents et remarqués sur un long terme pour provoquer une conduite suicidaire. Parallèlement, il faut noter que lorsque plusieurs problèmes coexistent, que l'isolement est présent, empêchant de se confier, d'être aidé, le passage à l'acte est inévitable. Cette notion d'isolement apparaît comme essentielle car tous les policiers en difficulté ne se suicident pas.

On peut alors rappeler que si la dimension plurifactorielle du suicide est établie, elle s'inscrit à chaque fois dans une histoire singulière, mais synonyme d'une évolution de la société qui concerne aussi bien les individus que les différents groupes qui la composent.

Ce travail n'a pas la prétention d'apporter des réponses toutes faites sur le suicide mais de poser des questions permettant, au-delà de la réflexion, de contribuer à la mise en oeuvre d'une politique de prévention efficace.

MENSCH UND GESELLSCHAFT

Schriftenreihe für Sozialmedizin, Sozialpsychiatrie, medizinische Anthropologie und philosophische Reflexionen

Herausgeber: Erwin Riefler

Band 1 Erwin Riefler: Methadonsubstitution bei Opiatabhängigkeit? Eine interdisziplinäre Studie über Indikation, Effizienz und Risiken der Methadonsubstitution. 2000.

Band 2 Erwin Riefler (Hrsg.): Jahrbuch für Sozialmedizin, Sozialpsychiatrie, medizinische Anthropologie und philosophische Reflexionen Jahrgang 1. Teil I: Naturwissenschaftliche Beiträge. 1999.

Band 3 Erwin Riefler (Hrsg.): Jahrbuch für Sozialmedizin, Sozialpsychiatrie, medizinische Anthropologie und philosophische Reflexionen Jahrgang 1. Teil II: Geistes und sozialwissenschaftliche Beiträge. 1999.

Band 4 Christian Ph. Josef Lehner: Die Heiler von Samoa. O LE FOFO. Monographie über die Heiler und die Naturheilmethoden in West-Samoa. 1999.

Band 5 Gerd Eichberger: Möglichkeiten und Grenzen der Rückführung von chronisch psychisch Kranken in die Gemeinde – am Beispiel Mistelbach. Unter Mitarbeit von Liselotte Seidl, Monika Vyslouzil und Adele Zimprich. 1999.

Band 6 Wolfram Gorisch: Wissenschaftliche Erkenntnis – Konstruktion oder Erklärung? Kritik des postmodernen Konstruktiven Realismus. 1999.

Band 7 Erwin Riefler (Hrsg.): Jahrbuch für Sozialmedizin, Sozialpsychiatrie, medizinische Anthropologie und philosophische Reflexionen, Jahrgang 2. Teil I: Naturwissenschaftliche Beiträge. 2003.

Band 8 Erwin Riefler (Hrsg.): Jahrbuch für Sozialmedizin, Sozialpsychiatrie, medizinische Anthropologie und philosophische Reflexionen, Jahrgang 2. Teil II: Geisteswissenschaftliche Beiträge. 2003.

Band 9 Wolfgang Caspart: Gorbatschow als Partner des Westens. Geschichte – Sozialphilosophie – Politische Psychologie. 2001.

Band 10 Brigitte Sob: Die transzendentale Ethik Kants. Zur Problematik einer apriorischen Moraltheorie. 2002.

Heribert Ostendorf / Günter Köhnken / Gerd Schütze (Hrsg.)

Aggression und Gewalt

Frankfurt/M., Berlin, Bern, Bruxelles, New York, Oxford, Wien, 2002.
255 S., zahlr. Abb. und Tab.
ISBN 3-631-38444-0 · br. € 24.90*

Aggression und Gewalt hat es immer gegeben, biblisch betrachtet seit Kain und Abel, Strafgewalt schon mit der Ausweisung von Adam und Eva aus dem Paradies. Die größte Gewalt wurde und wird in Kriegen ausgeübt. Es ist dies die physische Gewalt, daneben gibt es den Psychoterror und es gibt die strukturelle Gewalt in Form von staatlich-gesellschaftlichen Ausgrenzungen und Benachteiligungen. Und es gibt das emotionale Gewaltklima. Aggression ist der gewalttätige oder – zumindest – verletzungsintendierte Angriff, der häufig Gegengewalt veranlaßt und eine Gewalteskalation auslösen kann. Immer sind Menschen Täter der Gewalt und immer wird Gewalt von Menschen als Opfer erlitten, auch wenn Staaten sich untereinander bekriegen und Terrororganisationen gegen Staaten kämpfen.

Aus dem Inhalt: Erscheinungsformen · Anstieg der Gewaltkriminalität · Ursachen · Strafjustizielle Reaktionen · Präventionstrategien

FSC
www.fsc.org
MIX
Papier | Fördert gute Waldnutzung
FSC® C083411

Kolibri 360 GmbH
Ferdinand-Jühlke-Straße 7
99095 Erfurt, Deutschland
produktsicherheit@kolibri360.de

Druck:
CPI Druckdienstleistungen GmbH
im Auftrag der
Kolibri 360 GmbH
Ferdinand-Jühlke-Str. 7
99095 Erfurt